DOE EN DENK ALS EEN KAT

Stéphane Garnier

DOE EN DENK ALS EEN KAT

stressvrij, rustig, levensgenieter, charismatisch, nieuwsgierig, onafhankelijk...

KOSM•S

Kosmos Uitgevers, Utrecht/Antwerpen

KOSMOS

www.kosmosuitgevers.nl
kosmos.uitgevers
kosmosuitgevers

1e druk, februari 2018
18e druk, juli 2019

Oorspronkelijke titel: *Penser et agir comme un chat!*©
2017 Éditions de l'Opportun

Vertaling: InAkSie, Ingrid Buthod
Omslagontwerp: Terry Jonathans
Vormgeving binnenwerk: www.intertext.be

ISBN 978 90 215 6777 8
ISBN e-book 978 90 215 6779 2
NUR 770

INHOUD

Voor Ziggy, mijn kat

VOORWOORD

Er zijn dagen dat we geen zin hebben om te werken, informatie op te nemen, mee te voelen met wereldrampen, ons zorgen te maken over onze toekomst... We hebben geen zin om ons op te winden over de laatste politieke ontwikkelingen, met uitzondering van die vage angst om onze baan te verliezen en de twijfel of we straks wel pensioen zullen krijgen...

We hebben geen zin om constant te worstelen met persoonlijke problemen, die vaak weer te maken hebben met die van onze naasten, we willen ons niet schuldig voelen omdat we te lang douchen ten koste van de duurzaamheid of omdat we niet echt gezond eten.

We willen alleen alles loslaten, even alles uitschakelen, voor een dagje, om op adem te komen, al is het maar even.

Ik draai me om. Mijn kat Ziggy komt geluidloos mijn kantoor in. Hij kijkt me aan, knippert met zijn ogen, springt op mijn bureau en strekt zich uit op mijn toetsenbord. Dit ritueel stamt uit de tijd dat ik nog gewoon in een schriftje schreef en hij onophoudelijk op het dopje van mijn balpen kauwde. Ik moet erom lachen. Het is een spelletje tussen ons. Hij doet alsof hij het heerlijk vindt dat ik schrijf, maar intussen probeert hij me er wel voortdurend van af te houden.

Tot nu toe zag ik de tikjes van zijn zachte poten, het heen en weer tussen mijn schoot en het toetsenbord, aan voor niets anders dan liefkozingen en spel...

Maar misschien heeft hij me al die jaren iets willen zeggen in de trant van: 'Hé! Zou je het niet eens een dagje wat kalmer aan willen doen?'

Kalmer aan doen... Op dit moment, terwijl hij me kopjes geeft, heb ik nergens zin in... Geen zin om te weten of ik mijn rekeningen kan betalen, of de beurs gaat kelderen...

En hij? Waarmee is hij bezig?

Dat is misschien het geheim dat hij me al zo lang wil toevertrouwen: hoe je kunt loslaten, je wijden aan het wezenlijke, denken aan je welzijn, doen als hij... Leven als een kat!

Het is onweerlegbaar: een kat heeft een beter leven dan wij! Waarom zouden we geen voorbeeld aan haar nemen? En dat deed ik door te analyseren hoe Ziggy functioneerde, wat hij wilde, hoe hij leefde.

Zonder dat ik me het realiseerde, lagen alle antwoorden al die jaren voor het oprapen.

Zowel privé als in ons werk kunnen we nog heel wat leren van de kat!

Dat is wat je uit dit boek kunt leren om een beetje

afstand te nemen van je dagelijks leven en je weer lekker en tevreden te voelen.

Wat ziet de kat wat wij niet zien? Waarin kunnen we ons door haar laten inspireren?

Vanaf vandaag kun je op een andere manier naar het leven gaan kijken door te doen en te denken als een kat!

ONZE VRIENDEN, DE KATTEN...

'In het begin schiep God de mens, maar toen Hij zag hoe zwak de mens was, schonk hij hem de kat.'

WARREN ECKSTEIN

'Zelfs de sjofelste zwerfkatten zijn nog nobel. Ze hoeven niet te pretenderen. Ze zijn kat... en daarmee is alles gezegd.'

FRÉDÉRIC VITOUX

Katten fascineren ons al sinds onheuglijke tijden. Als we ze observeren, ze proberen te begrijpen, zien we in hun kracht, hun maniertjes, hun talenten, hun gewoonten, hun tics, een soort magie in hun vermogen om sereen te leven en gelukkig te zijn.

Katten hebben van nature heel veel troeven in handen, die ook wij kunnen gebruiken in ons dagelijks leven, zowel privé als op het werk.

Het lijkt wel alsof hun levensfilosofie in een paar woorden te vangen is: eten, spelen, slapen, je het zo gemakkelijk mogelijk maken en doen waar je zin in hebt. Hoewel deze al veel is vergeleken met die van ons, zul je ontdekken dat ze nog meer doen.

Hun levenshouding stelt hen in staat stressvrij te leven, want katten hebben maar één prioriteit: hun eigen welzijn!

Door ons in de kat te verplaatsen, haar functioneren na te bootsen, kunnen we ons openstellen voor een ander perspectief, een andere kijk op de wereld, en op een andere, beter doordachte perceptie van onszelf.

Welkom in de wereld van de kat, haar blik, haar gedachten en haar filosofie, zodat je het leven net zo kunt gaan waarderen als zij!

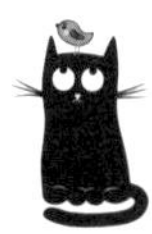

EEN KAT IS VRIJ

'In ons diepste wezen worden we allemaal gedreven door dezelfde behoeften. Katten hebben de moed om te leven zonder zich druk te maken.'

JIM DAVIS

Vrijheid, verrukkelijke vrijheid! Wie droomt er niet van om elk moment van zijn leven vrij te zijn! Vrij om te gaan en te komen, vrij om te doen waar je zin in heb, vrij in je ideeën, je verlangens, je grillen, vrij in je denken en in je doen! Vrij!

De paradox is dat we allemaal sterk geneigd zijn om onszelf allerlei beperkingen op te leggen en te binden: we lenen geld waardoor we steeds meer moeten gaan werken, of zijn gehecht aan futiele maar in onze ogen kostbare zaken; we dwingen onszelf om te gaan met mensen die we niet mogen... Misschien is het tijd om de bezem door ons leven te halen.

Waarom proberen we niet alleen dat te behouden wat we leuk vinden, alleen met die mensen om te gaan die we mogen, alleen die activiteiten en werkzaamheden te doen die ons interesseren?

Alleen doen wat in je opkomt, alleen je verlangens volgen... je denkt misschien dat dit een mooie droom is... maar dat is het niet voor de kat: die heeft besloten zelf vrij te zijn, vrij om te hebben, vrij om te zijn, vrij om te leven zoals haar goeddunkt en dat op elk moment van haar leven.

Dit is een constant gegeven bij de kat, sterker dan een tweede natuur. Het vormt de kern van haar leven: vrij zijn. De rest doet er uiteindelijk niet toe voor haar, terwijl wij dit ideaal (vaak) wegschuiven tot in onze vakantie... wanneer het in de planning past.

WIL JE LEVEN ALS EEN KAT?
WEES ZO VRIJ ALS JE MAAR KUNT!
EN DOE ALLEEN DAT WAARVOOR
JE GEKOZEN HEBT!

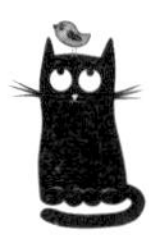

EEN KAT HEEFT CHARISMA

'Uitgaand van de reinheid, de genegenheid, het geduld, de waardigheid en de moed die katten kunnen opbrengen, vraag ik u hoeveel mensen een kat zouden kunnen worden.'

FERNAND MERY

Een kat hoeft niet te miauwen, overal op te springen of rond te dollen om op te vallen. Je merkt het meteen als een kat de kamer binnenkomt. Ze hoeft geen drukte te maken. Dankzij haar charisma merkt iedereen haar op.

Haar discretie en persoonlijkheid dwingen ons haar kant op te kijken zodra ze de kamer in wandelt. Haar klasse, haar grote klasse is voldoende! Wie droomt er niet van eenzelfde aantrekkingskracht te bezitten?

Wat doet ze om zoveel positieve uitstraling te hebben, zoveel bewondering los te maken?

Niets. ZE IS ER GEWOON.

Dat is een belangrijke les die we van katten kunnen leren, om wat dierlijker, charismatischer te worden: je moet zíjn!

Je moet je niet verschuilen, niet achter valse voorwendselen verstoppen, geen rol spelen, niet gebaren met je armen in een poging de aanwezigen te hypnotiseren... maar gewoon niets doen.

Straal je persoonlijkheid uit alsof je een zender bent, een lichtbron. Maak je niet breder dan nodig in een discussie, probeer jezelf niet constant op te hemelen, je zult alleen je toehoorders vervelen. Want onbewust zullen ze aanvoelen dat onder die lange monoloog, je vooral probeert jezelf te overtuigen of gerust te stellen.

Dat heeft niets te maken met charisma. Het is overheersen, domineren... Tot je zelfs te veel wordt voor jezelf!

Heb je al gemerkt dat de meest charismatische mensen, zoals acteurs die levensecht spelen, nooit overdreven acteren. Ze zijn sober in hun woorden en in hun houding.

De meest charismatische mensen zijn niet de meest extravagante, ze zijn aanwezig maar laten altijd een zekere terughoudendheid zien.

Het charisma ontwikkelt zich naarmate je eerlijker bent tegenover jezelf, tegenover anderen, dat je jezelf accepteert zoals je bent, je niet anders voordoet dan je diep vanbinnen bent.

Die aantrekkelijke persoonlijkheid is meer dan een vorm, iedereen kan haar ontwikkelen, op voorwaarde dat we net als de kat gewoon onszelf blijven onder alle omstandigheden.

VUL EEN RUIMTE MET JE AANWEZIGHEID, JE CHARISMA: WEES EERLIJK, WEES DISCREET, WEES EENVOUDIG, WEES ECHT!

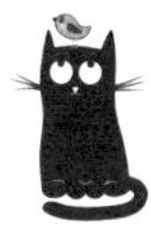

DE DAG VAN EEN KAT

Volg haar stap voor stap en doe als zij: je gaat je er beter bij voelen!

7.30 UUR: DE WEKKER GAAT

Is voor jou, net als voor menigeen met een nog slaperig hoofd, die wekker geen pretje? Moet je nog op gang komen? Kijk dan naar je kat. Wat doet ze?

Ze springt niet als een malle uit haar mand. Dat is slecht voor lichaam en stemming. De kat ontspant zich, rekt zich uit, doet haar ogen langzaam open en neemt er de tijd voor om wakker te worden.

Rek je uit, gaap eens lekker... Het heeft geen zin om jezelf geweld aan te doen. De kat blijft liggen, rekt zich uit, komt dan overeind, maakt haar rug bol en hol en gaapt uitgebreid. Dan gaat ze weer zitten en knippert met haar ogen.

Ik heb het geprobeerd. Ik ben de kat na gaan doen. En ik weet nu dat het veel aangenamer is dan uit bed te springen en als een slaapwandelaar naar het koffiezetapparaat te strompelen.

Dit fenomeen, dit uitrekken, dat je ziet bij de meeste dieren, is een automatisme dat wij mensen kwijt zijn. Het laat je op een goede manier wakker worden zodat je de dag aankunt.

EEN KAT IS (MEESTAL) RUSTIG

'Het toonbeeld van rust is een zittende kat.'

René Char

Stress is een plaag in onze samenleving. Hoe raak je stress kwijt? Hoe kun je stress kanaliseren?

De laatste decennia is er een hype ontstaan voor methoden, technieken om te kunnen ontspannen. Dat is geen goed teken, want dat betekent dat steeds meer mensen steeds meer stress hebben.

We leven constant op onze zenuwen, op ons breekpunt, slapeloosheid stapelt zich boven op nervositeit, wat zijn weerslag heeft op het lichaam, leidt tot hoge bloeddruk en zelfs burn-out als vrij recent fenomeen.

We leven dus niet goed, helemaal niet goed als het tot dit soort excessen kan leiden.

Dat gezegd zijnde, hoe kunnen we dat veranderen? Kijk daarvoor naar de kat: ziet ze er gestrest uit? Hoogst zelden.

Een kat straalt kalmte en rust uit. Ze gaat behoedzaam zitten, de spieren ontspannen zonder enig fysiek teken van opwinding en haar blik weerspiegelt geen enkele spanning.

Als we soms stress denken waar te nemen bij een kat, is dat in feite een piek in haar waakzaamheid. Dan is ze op haar hoede voor gevaar, heeft iets haar kalme en ontspannen leventje verstoord. Ze spitst haar oren, ze fixeert haar blik, ze observeert, ze wacht af. Maar zodra ze ziet wat de verstoring heeft veroorzaakt, wordt ze weer rustig en vlijt haar kopje meteen weer neer.

De kat ervaart geen enkele stress na zo'n situatie. Zodra het gevaar geweken, vermeden of uit de weg geruimd is, en haar omgeving weer kalm is, lijkt het of de kat alles van zich af laat glijden, er niet eens meer aan denkt, alsof de situatie zich nooit heeft voorgedaan. En dat is misschien haar grote kracht, een van de geheimen van haar majesteitelijke rust.

Buiten de manier waarop ze naar haar omgeving kijkt, heeft een kat haar leven goed op orde. Ze heeft een hekel aan bruuske en grote veranderingen, want haar leven draait om gemak en welzijn en dat mag niet verstoord worden.

De zeldzame stressmomenten treden op als dat welzijn in het geding is: een situatie die om onmiddellijk handelen vraagt, zoals het verjagen van een indringer, krachtig en hardnekkig protesteren tegen die goedkope brokjes die niet lekker zijn of laten merken dat ze niet de noodzakelijke aandacht en liefkozingen krijgt als haar baasje vaak en langdurig weg is.

BEWAAR JE KALMTE EN JE INNERLIJKE RUST NET ALS EEN KAT: DUID DE BRON VAN JE STRESS, HELP HET PROBLEEM VOOR EENS EN VOOR ALTIJD UIT DE WERELD, STOP ALS DAT ECHT GEBEURD IS EN LAAT HET DAN LOS. GA HET NIET HERKAUWEN. BLIJF ER NIET OVER DOORGAAN. SCHUD HET VAN JE AF. DAN KEERT DE RUST TERUG EN DAARMEE OOK JE WELBEVINDEN.

Dierenartsen hebben gemerkt dat als een kat toch regelmatig gestrest is, de oorzaak vaak bij haar baasje ligt!

Katten zijn als sponzen, ze merken alles, ze voelen stemmingen aan, maar kunnen soms niet, als de spanning, het lawaai, de kreten te veel zijn, alles incasseren en in alle kalmte verwerken.

Als haar welbevinden op het spel staat en de 'sfeer' ondraaglijk wordt, zal een kat zelfs weglopen als ze daartoe de kans heeft. Maar wiens fout is dat? Als weglopen de enige manier is om rust te vinden, zal ze dat doen... Waarvan akte!

EEN KAT KAN ZICH LATEN GELDEN

'De kat lijkt er eer in te scheppen om nutteloos te zijn, wat haar er niet van weerhoudt een beter plekje in huis op te eisen dan dat van de hond.'

MICHEL TOURNIER

Uit verlegenheid of gebrek aan zelfvertrouwen vinden veel mensen het moeilijk om zich tegenover 'de anderen' te laten gelden. We maken ons klein, zwijgen, durven niets te zeggen. We vinden de 'anderen' superieur. In elk geval zijn ze zo zeker van zichzelf dat ze een gezelschap domineren, door er te zijn, door wat ze zeggen... maar als je goed luistert zijn ze ook dom!

Wie zijn 'de anderen'? Dat ben jij, ik, we zijn allemaal 'de anderen' van iemand. Als 'de anderen' meer ruimte opeisen dan jij, is dat omdat jij dat toelaat. Het is als in huis: hoe meer kasten er zijn, hoe meer we erin stoppen!

Dringen 'de anderen' zozeer jouw ruimte in dat ze op je tenen trappen en soms zelfs over je heen walsen? Denk dan aan de kat!

Probeer maar eens je voet op de tenen van een kat

te zetten om te zien hoe ze reageert! Ze laat zich duidelijk horen en misschien voel je zelfs haar nagels in je kuit!

Laat niet langer over je heen lopen! 'De anderen' hebben geen enkel recht om zich zo op te dringen. Ze mogen alleen die ruimte innemen die jij hun geeft, wat jij aanvaardbaar vindt, tolereert. Zo voorkom je dat ze op je tenen staan, over je heen lopen en je tot slot kopje onder duwen.

Er is een groot verschil tussen iemand zoals de kat die charisma heeft en een krachtige persoonlijkheid en iemand die jou gebruikt om zich te laten gelden.

De kat neemt de ruimte in waar ze recht op heeft zonder daartoe huisgenoten onder de voet te lopen, maar tolereert niet dat iemand haar plekje komt bezetten. Ze laat zich sereen gelden, speelt niet de dwingeland, maar accepteert evenmin de rol van figurant.

LAAT JE IN ALLE KALMTE GELDEN EN VERDEDIG JE PLEK ZODRA IEMAND DIE DREIGT OVER TE NEMEN. JE VERDIENT BETER DAN EEN FIGURANTENROL!

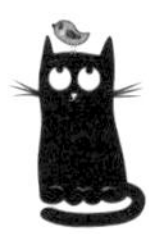

MEDITATIE

'EN ALS IK EEN KAT VOORBIJ ZIE LOPEN, ZEG IK: ZE WEET MEER DAN DE MENS.'

JULES SUPERVIELLE

EEN KAT BEZIT OUDE WIJSHEID

'Ik heb filosofen en katten bestudeerd.
De wijsheid van de kat is eindeloos veel groter.'
HIPPOLYTE TAINE

Met haar oplettende houding, met open oor luisterend als een stille psycholoog, lijkt de kat een boeddhistische monnik, een oude wijze. En dat is misschien niet alleen een indruk. Haar manier van leven, waarin ze zich niet nodeloos druk maakt, de wereld onvermoeibaar beschouwt, stemt tot nadenken.

Mettertijd verwerven we allemaal een beetje wijsheid, kunnen we wat afstand nemen van de wereld, het leven, de gebeurtenissen. Dit overkomt ons allen als we ouder worden, de een wat eerder dan de ander...

Menigeen zegt op een dag tegen zichzelf: 'Ik zou wel weer twintig jaar jonger willen zijn en dan weten wat ik nu weet.' In de loop der tijd worden we een beetje wijzer, maar katten bezitten, zonder scholen, zonder boeken, zonder denkers, zonder kader of referentiepunten, een aangeboren vorm van wijsheid.

Een wijsheid die wij mensen maar mondjesmaat weten te bemachtigen en alleen via de nodige twijfels, probeersels, uitwisselingen, mijmeringen en introspectie.

We volgen een in meer dan één opzicht lastig kronkelpad, om op een dag, vaak als we boven de zestig zijn, net als een kat kalm naar de horizon te gaan zitten kijken met een glimlach om de mond. Een kat kan dat vrijwel vanaf haar geboorte.

Ook op dit terrein kunnen we dus leren van de kat. Maar hoe krijgen we het fijne in de vingers van die onpeilbare, bijna mystieke wijsheid?

De kat reikt ons deze wijsheid aan. Als je een kat hebt, dan weet je dat. Je hebt al eens zo'n moment meegemaakt dat je vol twijfels zat, allerlei gedachten door je hoofd maalden, je geen afstand meer kon nemen en toen je kat in de ogen keek. Het dier keek jou ook aan alsof het je gedachten kon lezen. En vervolgens kreeg je het intense gevoel dat de kat het in tegenstelling tot jou begreep. Dat ze het altijd al begrepen heeft...

Op zo'n moment schenkt een kat je een welwillende blik die je een oude legende vertelt... Er is een oude legende van een Chinese keizer die de grootste wijzen bij zich riep en hun vroeg een spreuk te vinden die van toepassing was op alle gevoelens, alle situaties, goed of slecht, die een mens in zijn leven kon tegenkomen... De wijzen vertrokken om na te denken en enige tijd later keerden ze terug om de keizer die spreuk te brengen... Het was de boodschap die een kat je met haar blik geeft als je je verloren voelt, de spreuk die via het dier de eeuwen heeft doorstaan, zodat je weet:

'Ook dit gaat voorbij.'

Ja, in goede of slechte zin, maar ook dit gaat voorbij.

Misschien verspillen we wel te veel tijd met ons druk maken om van alles en nog wat, tot we doof worden voor de zin van het bestaan.

En misschien is dat wat de kat ons vertelt met haar onbeweeglijkheid, haar beschouwelijkheid, haar welwillendheid jegens ons: ik ben er, ik kijk naar je en ik waak over je, ook dit gaat voorbij...

WIJSHEID IS GEEN VAK DAT JE KUNT LEREN. HET IS EEN GEESTESGESTELDHEID, EEN MANIER VAN LEVEN, MET WAT AFSTAND VAN ALLE DRUKTE. OM DE WERELD BETER TE BEGRIJPEN, KAN DE WIJZE OP DE MAAN GAAN ZITTEN OM NAAR DE AARDE TE KIJKEN, ZOALS EEN KAT OP HET DAK GAAT ZITTEN OM NAAR DE MAAN TE KIJKEN.

EEN KAT DENKT EERST AAN ZICHZELF

'Een kat liefkoost ons niet,
ze liefkoost zichzelf door middel van ons.'
RIVAROL

Zoals we al zagen draait het leven voor een kat erom zich vóór alles behaaglijk te voelen. En daartoe moet je, net als zij, soms een beetje egoïstisch zijn, alleen aan jezelf denken.

Dat betekent niet dat je egocentrisch of narcistisch moet zijn, maar wel dat je soms je eigen welzijn vóór dat van anderen moet laten gaan.

Je kunt anderen niets geven als je jezelf niets kunt geven.

Of het nu geestelijk of lichamelijk is, zorg goed voor jezelf. Dat is de sleutel voor je levensgeluk.

Je zult beter kunnen geven en delen, als je gelukkig bent en voldoening put uit je leven.

Wacht er niet op dat anderen jouw bubbel van welzijn en zaligheid scheppen. Dat moet je zelf doen. Niemand zal dat voor je doen en bovendien kunnen anderen niet weten wat van wezenlijk belang is voor jouw welbevinden.

Zet je schouders eronder en creëer, net als een kat, je territorium, je comfortzone, wat je nodig hebt om je goed te voelen en om voldoening te vinden in het leven.

Gun jezelf je dagelijkse pleziertjes en laat nooit een kans voorbijgaan om van het moment te genieten of jezelf een cadeautje te geven, want je verdient het! Daar hoef je nooit aan te twijfelen!

DENK AAN JEZELF, JE WELZIJN, ZORG VOOR JEZELF. NIEMAND KAN DAT BETER DOEN EN ZAL MEER VOOR JOU DOEN DAN JIJZELF.

DE DAG VAN EEN KAT

7.45 UUR: ONTBIJT

- Water, melk in een schoon bakje, brokjes, nat voer uit een zakje, vers voer, maar wel lekker en van goede kwaliteit en alles in een schone omgeving!

- Dat lijkt misschien simplistisch, maar wie neemt er nog de tijd om te ontbijten? Wie spoelt er niet snel een kopje uit om er wat koffie in te gieten, het staand bij het aanrecht leeg te klokken en is vervolgens te lui om een boterham te smeren?

- Je hebt je kat verzorgd, maar verzorg ook jezelf! Op je gemak ontbijten is voor jou, net als voor je kat, de beste manier om de dag te beginnen!

- Neem de tijd om te eten, om een boterham te roosteren, om die lekkere jam uit de koelkast op te diepen, eet wat je wilt, maar neem er de tijd voor en geniet.

- Het ontbijt is de belangrijkste maaltijd van de dag zeggen voedingsdeskundigen keer op keer. En het is een manier om voor jezelf, je welzijn te zorgen en de dag met een glimlach te beginnen!

EEN KAT HOUDT VAN ZICHZELF ZOALS ZE IS

'De mens is de enige diersoort die moeite heeft zich als soort te zien. Een kat lijkt er geen moeite mee te hebben dat ze een kat is; het is heel simpel. Katten hebben hoegenaamd geen complexen, geen tweeslachtigheid, geen innerlijk conflict en vertonen geen enkel teken dat ze liever een hond zouden zijn.'

ABRAHAM MASLOW

We zullen alleen maar tegen problemen en ontgoocheling aan lopen als we niet accepteren wie we zijn. We zijn allemaal anders geboren en de meeste mensen zijn niet tevreden met hun gesteldheid, met hun lichaam, met hun maatschappelijke positie... Veel te veel mensen houden niet van zichzelf.

We willen allemaal heel vaak iemand anders zijn in plaats van gewoon te accepteren wie we zijn. Pas als je jezelf accepteert, kun je de rijkdommen en talenten vinden die eenieder in zich heeft.

Anders dan katten hebben we te vaak een hekel aan wie we zijn en verlangen we naar het ideaal dat we graag willen zijn. En dat is kort gezegd de snelste weg om ongelukkig te zijn.

Is dat voor een kat een probleem? Wil een kat een andere kat of een ander dier zijn? Het idee lijkt niet eens in haar op te komen. Het is dan ook volmaakt nutteloos. Een kat is gelukkig en trots op wie ze is en haar houding, bijna uit de hoogte tegenover andere dieren, en zelfs soms tegenover mensen, bevestigt dat.

Een kat is zo slim om zich niet bezig te houden met dit nutteloze probleem dat ons vaak tot vruchteloos gepeins veroordeelt. En dat geeft haar weer de kans om van zichzelf te houden, zoals ze is en dus om gelukkig te zijn.

Jezelf accepteren is in theorie heel eenvoudig zodra je in de huid van een kat kruipt, die zichzelf prima vindt zoals ze is.

We houden vooral van katten omdat ze van zichzelf houden. Waarom zou je hun voorbeeld niet volgen, zonder allerlei vragen te stellen?

Waarom zou je jezelf 's morgens voor de spiegel niet lachend vragen: 'Weet je dat ik je leuk vindt?'

Dat lijkt eenvoudig, maar probeer het eens! Je zult onwillekeurig moeten glimlachen!

Maar wat betekent die glimlach? Dat je genoeg van jezelf houdt of juist niet? Uit het soort glimlach, verdrietig of vrolijk, kun je afleiden welke weg je nog moet gaan om echt van jezelf te gaan houden en jezelf te accepteren in je nieuwe kattenhuid!

VOOR ANDEREN VAN JOU GAAN HOUDEN, MOET JE EERST JEZELF ACCEPTEREN EN VAN JEZELF HOUDEN.

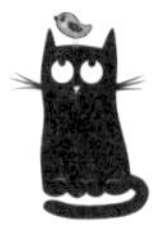

MEDITATIE

‘KATTEN, VROUWEN EN ZWARE CRIMINELEN HEBBEN ÉÉN DING GEMEEN, ZE VERTEGENWOORDIGEN EEN ONBEREIKBAAR IDEAAL EN EEN VERMOGEN OM VAN ZICHZELF TE HOUDEN, WAT HEN AANTREKKELIJK MAAKT.’

Sigmund Freud

EEN KAT KAN PARADEREN, ZE IS TROTS

'Doorsneekatten bestaan niet.'

Sidonie-Gabrielle Colette

Vaak halen we eigenwaarde en zelfvertrouwen door elkaar. Beide begrippen vallen weliswaar deels samen en vullen elkaar aan, maar je kunt heel goed zelfvertrouwen hebben maar toch geen hoge dunk van jezelf en omgekeerd.

Vind je dit wat vaag? Laten we eens aannemen dat je een prima vertegenwoordiger bent, dat je absoluut weet dat je talent hebt om te verkopen, dat je in dat opzicht groot vertrouwen in jezelf hebt. En toch heb je elke dag het gevoel dat het werk je geen voldoening geeft, dat het tot niets dient, dat je iets beters met je tijd kunt doen... Dan heb je een laag gevoel van eigenwaarde.

Of in het omgekeerde geval, om maar eens zout in de wonde te strooien, stel dat muziek je passie is, dat je muzikaal talent hebt, dat je dit merkt door de reactie van je fans, maar dat je dat zelf niet goed kunt geloven want op de bühne... Dan heb je gebrek aan zelfvertrouwen.

Ben je trots op wie je bent? En op wat je doet?

Het beeld dat je van jezelf hebt in wat je doet, in wat je bent, is even belangrijk als zelfvertrouwen. Als wat je doet strookt met je verlangens, je behoeften en je dromen, dan komen vaak je eigenwaarde en zelfvertrouwen samen. Ze vermengen zich zodat je optimale voldoening vindt en heel gelukkig bent.

Hoe zit het met de eigenwaarde van een kat, is ze trots op wie ze is en op wat ze doet? Het zal duidelijk zijn dat we een voorbeeld aan haar kunnen nemen: ze is trots dat ze een kat is met alle voordelen die dat met zich meebrengt!

Een kat is uniek en dat weet ze, zonder dat ze zichzelf daarvan hoeft te overtuigen of dat moet bewijzen aan haar omgeving.

Een kat heeft zelfvertrouwen en waardeert wie ze is. Ze hoeft niets te bewijzen. Aan wie ook? Ze is zoals ze is!

Dat is voldoende om vol trots te paraderen, trots dat ze een kat is, niets meer en niets minder.

WEES TROTS OP DE PERSOON DIE JE BENT! DAT MAAKT JE JUIST BIJZONDER!

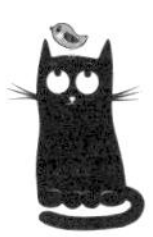

MEDITATIE

‘ZOALS IEDEREEN WEET DIE VEEL OF SOMS MET KATTEN TE MAKEN HEEFT, LEGGEN KATTEN EINDELOOS GEDULD AAN DE DAG TEN AANZIEN VAN DE GRENZEN VAN DE MENSELIJKE GEEST.’

Cleveland Amory

EEN KAT IS HET MIDDELPUNT VAN ALLE AANDACHT

'Wie met katten omgaat, loopt alleen het risico zichzelf te verrijken.'
Sidonie-Gabrielle Colette

Alsof het haar niet aangaat, stil en rustig, vraagt een kat altijd aandacht, mits ze de mensen in haar omgeving mag. Ze springt op schoot bij deze of gene, ze geeft kopjes, ze wrijft zich zelfs uitdagend langs de benen van de enige persoon in een groep die niet erg gesteld is op katten...

Je ontkomt niet aan haar aanwezigheid, hoe terughoudend je ook bent. Ze heeft zich al het beste plekje in het huis toegeëigend en wentelt zich in de aandacht tijdens een borrel met vrienden, een spelletje waar ze dol op is.

En hoe krijgt ze dat voor elkaar? Door te miauwen? Heel jonge katten doen dat soms in de eerste maanden, door gebrek aan ervaring. Maar de ervaren kat komt alleen maar op fluwelen pootjes nader, knippert met haar ogen en hypnotiseert de aanwezigen een voor een in een paar tellen... ze geeft hun de 'kans' om haar te aaien, in ruil voor wat zachtheid, aandacht door naar hen te kijken... Zelfs een kat die we voor het eerst zien zal het middelpunt van de aandacht worden omdat ze zo vriendelijk is heel rustig naar ons toe te komen, zich laat aanraken en (soms) net te doen of ze het fijn vindt om zo beter onze aandacht te trekken.

Door naar de kat te reiken, proberen we instinctief iets ontastbaars te vangen... een beetje kalmte, sereniteit... De kat weet dat, ze kijkt naar ons... ze laat ons begaan, ze laat ons tot rust komen... Want als we een kat aaien, verschijnt er automatisch een glimlach op ons gezicht!

Wat doet een kat eigenlijk om in het middelpunt van alle aandacht te staan?

Ze geeft. Ze geeft iets door hoe ze is, door het feit dat ze naar ons is toegelopen als een kalmerend cadeau dat je mag aanraken.

En die paar momenten dat we haar aaien horen we, als gehypnotiseerd, niets van wat er aan tafel wordt besproken... Waarom? Omdat het voordeel dat ze je aanreikt, de bron van levensvreugde en sereniteit die ze binnen je bereik brengt, veel waardevoller is dan welke metafysische bespiegeling, filosofische gedachtegang of ander hoogstaand debat dan ook!

VANG DE AANDACHT VAN DE MENSEN OM JE HEEN DOOR ER TE ZIJN, ALS EEN STRALEND MIDDELPUNT. GEEF!

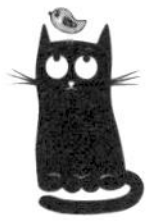

EEN KAT IS ONGEVOELIG VOOR OORDELEN

'Katten weten heel goed wie hen leuk vindt...
en wie niet, maar het kan ze zo weinig schelen
dat ze er niets aan doen.'
WINIFRED CARRIERE

Ik moet altijd lachen om het feit dat katten er totaal niet om malen of ze gewaardeerd worden, of dat nu andere katten betreft of mensen.

Ze zijn onafhankelijk, op zichzelf en hechten zich niet zomaar aan anderen, of dat nu dieren of mensen zijn. Daardoor kunnen ze zich heel natuurlijk gedragen en genieten van die befaamde 'blik van de anderen', waaraan wij mensen soms overdreven veel belang hechten.

Een kat verlangt niet naar liefde, waardering, bewondering en zeker niet naar aanvaarding van 'de anderen', die heeft ze al. Haar blik is genoeg.

Je kunt natuurlijk alleen letten op wat je zelf vindt, als dat lukt, maar feit is dat de balans tussen zelfwaardering en de blik van anderen vaak niet in balans is maar naar de verkeerde kant doorslaat.

Bewijzen te over dat we alles doen om goed over te komen in de maatschappij en de media. We cultiveren ons imago, niet voor onszelf maar voor de anderen, wat neerkomt op de grootste leugen die we onszelf kunnen vertellen.

Cool lijken, jong lijken, rijk lijken, intelligent lijken, tolerant lijken, grappig lijken, open van geest lijken, lijken, lijken, lijken... Het leitmotiv dat de laatste decennia steeds sterker wordt, van reality-tv tot complete namaak...

Net doen of je talent hebt, of je eerlijk bent tot je het zelf gaat geloven, en je jezelf definitief om de tuin leidt. Want alles wat telt, zozeer slaat de balans door naar wat de anderen denken, is die unanimiteit, de aanvaarding door de meerderheid, de mode, de trend... En die uiterlijke schijn is wat je laat zien in plaats van wat je bent, in plaats van wat het best bij je past. In feite in plaats van wat je werkelijk gelukkig kan maken.

We onderwerpen ons te vaak aan deze sociale dictatuur die voorschrijft 'waarop we moeten lijken' of 'wat we moeten hebben', terwijl de kat daar niet meer om geeft dan om haar eerste muis!

Waar ze ook leeft, als huisdier of in het wild, een kat zal nooit de houding van een soortgenoot imiteren. Ze blijft wie ze is, met haar verlangens, haar karakter, haar behoeften en denkt er niet aan zich te voegen naar een of andere sociale mal of zich een imago aan te meten om 'op te gaan' in de voorschriften van een meerderheid die zelf ook de werkelijkheid is kwijtgeraakt.

Een kat is compleet, voor alles trouw aan zichzelf. Wij zouden een voorbeeld aan haar moeten nemen, al was het maar om niet te leven in een wereld waarin (unieke) ideeën worden afgevlakt, alles in (steriele) mallen wordt gegoten, iedereen elkaar naar de mond praat en de moraal variabel is.

Een kat is compleet en wij zouden dat ook moeten zijn, al is het om weer voeling te krijgen met onze verlangens, weer gelukkig te worden door te luisteren naar die stem die voortdurend zegt:

SCHUD DE BLIK VAN DE ANDEREN VAN JE AF! BLIJF JEZELF!

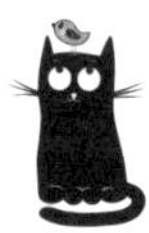

DE DAG VAN EEN KAT

8.15 UUR: KATTENWASBEURT!

Nadat een kat goed heeft ontbeten, zal ze zich uitgebreid gaan likken. Ook voor jou is het tijd om te douchen.

Iedereen kent de sneltreindouche als we al te laat zijn! Soms wachten we niet eens tot het water lekker warm is. Snel, snel! Ik moet me haasten! Ik ben al te laat! Maar een kat haalt haar tong langzaam langs haar achterpoot en dan langs de andere... Doodkalm.

Afgezien van het hygiëneaspect is douchen zo'n moment waarop je voor jezelf kunt en MOET zorgen. Het draait om ontspannen de slaap uit je lijf te krijgen, maar ook om je gedachten op gang te brengen en je brein langzaam wakker te maken door te denken aan wat je die dag moet doen.

Vrouwen doen vaak meer aan persoonlijke verzorging dan mannen en houden, totaal onbegrijpelijk voor mannen, urenlang de badkamer bezet! Deze ware kattenneiging om eens lekker voor zichzelf te zorgen vertonen ze vaak in het weekend. Compliment, dames, ook al winden mannen zich er soms over op! Jullie doen het voor de goede zaak: om je goed te voelen en het mannenoog te strelen!

EEN KAT IS NIEUWS-GIERIG VAN AARD

'Nieuwsgierigheid is de basis van kennis en als je me zegt dat "curiosity killed the cat", luidt mijn antwoord dat die kat een nobel einde gevonden heeft.'

ARNOLD EDINBOROUGH

Nieuwsgierigheid zit in de aard van de kat. Zodra ze uit haar mand kan klimmen en over het parket kan krabbelen, zal ze overal rondneuzen, snuffelen, heel aandachtig alle voorwerpen bekijken, nieuwe plekjes ontdekken.

Anders dan een hond zal ze zich niet ondoordacht op elke nieuwigheid storten. Ze sluipt voorzichtig nader zonder die vreemde papieren zak, een onbekende schuilplaats, uit het oog te verliezen.

Die ontembare nieuwsgierigheid laat haar steeds weer opnieuw haar wereld ontdekken. Voor haar betekent elke dag een nieuwe ontdekking, een nieuw stukje 'bijzondere wereld' dat ze verkent omdat ze nieuwsgierig is.

We hebben er alleen maar baat bij als we het voorbeeld van de kat volgen, elke dag iets bijleren en ons vaker aangenaam laten verrassen.

De een heeft de ogen beter open dan de ander, de ene geest streeft voortdurend naar nieuwe ontdekkingen en de andere minder. Toch hoort nieuwsgierigheid bij ons welzijn, ze voorziet onze geest van zuurstof. We hebben haar even hard nodig als ademhalen, zonder haar kwijnen we langzaam weg.

Voor hen die niet weten hoe ze die nieuwsgierigheid moeten koesteren als een oppepper voor hun humeur die dag, is er een simpele vuistregel: probeer elke dag iets te leren.

'Leer iedere dag iets nieuws'

Wat je leert hoeft niet heel belangrijk of waardevol te zijn, maar probeer één ding per dag te leren, al is het gewoon een nieuw woord, iets wat je voortaan zult weten.

Dat lijkt misschien eenvoudig. Belangrijk is wel dat je dit volhoudt, ook op momenten dat je hoofd er niet naar staat. Want een moment van nieuwsgierigheid per dag, levert 365 nieuwe brokjes kennis per jaar op en dat maakt een groot verschil zowel voor je ontwikkeling als voor je welzijn. Geloof me maar!

WEES NIEUWSGIERIG! INTERESSEER JE VOOR ALLES! JE ZULT MEER VAN HET LEVEN GENIETEN! VERWONDER JE OVER ALLES!

EEN KAT IS ON-AF-HAN-KE-LIJK

'Het is lastig om de vriendschap van een kat te winnen. Ze is een filosofisch, ordelijk, rustig dier, ze houdt van orde en reinheid en strooit haar genegenheid niet willekeurig rond: ze schenkt je haar vriendschap als je die waardig bent, maar zal nooit je slaaf zijn.'

THÉOPHILE GAUTIER

Onafhankelijkheid is een van de belangrijkste kenmerken van een kat. Ze onderwerpt zich niet aan rangorde, ze heeft niet de behoefte aan groepsstructuur, die veel andere dieren wel hebben.

Haar onafhankelijkheid is aangeboren. Ze leeft haar leventje, ver van de meute, gedreven door haar verlangens. Daarvoor heeft ze geen instemming nodig van haar soortgenoten, laat staan van mensen.

Waarom draait haar bestaan om die enorme onafhankelijkheid?

Door zo te leven, hoeft ze geen rekenschap af te leggen, kan ze doen en laten wat ze wil, zonder druk van buitenaf, sociale verplichtingen of beschuldigende blikken... Die onvoorwaardelijke onafhankelijkheid is de basis van haar vrijheid.

Afhankelijkheid van anderen, privé of in het werk, dwingt ons om ons te onderwerpen aan beperkingen die we niet altijd op prijs stellen.

Het ligt echter niet in onze aard om volledig onafhankelijk te zijn zoals katten. Mensen hebben altijd in groepen geleefd. Desondanks hebben we er belang bij om te bekijken hoe afhankelijk we al dan niet van anderen zijn door van tijd tot tijd een paar vragen te stellen:

In hoeverre ben ik financieel onafhankelijk?

Kan ik een paar maanden celibatair leven, zonder dat ik de behoefte heb me op elk moment geliefd en gewaardeerd te voelen, zonder dat ik het gebrek aan affectie wil vullen met het ene vruchteloze avontuur na het andere?

Neem ik grote besluiten in mijn leven zelf of laat ik me daarin systematisch leiden door de behoeften van mijn partner, ouders of kinderen, ook al verschillen die van de mijne.

In hoeverre ben ik afhankelijk van mijn werk, omdat het geld oplevert? Heb ik zoveel schulden dat ik wel overuren moet draaien, in het weekend en op feestdagen moet werken?

Ben ik zo afhankelijk van mijn partner dat ik alles accepteer, alles onderga en zelfs zwijg als hij me vernedert?

Zijn de mensen om me heen zo belangrijk voor me dat ik hen niet tegen de haren in wil strijken door wat ik doe, wat ik denk, uit angst hen te ergeren, hen kwijt te raken?

Moet ik het humeur van mijn chef verdragen om mijn baan te houden, terwijl er elders een fijnere baan op me wacht, als ik me er maar toe kan brengen erop te solliciteren?

Hoezeer bepalen mijn verslavingen (aan roken, drank, drugs, maar ook eten en sporten) mijn leven en sturen ze me in wat ik doe en wat ik wil?

Hoezeer heb ik mezelf afhankelijk gemaakt?

Hoezeer bepaalt die afhankelijkheid mijn leven?

In hoeverre ben ik nog baas over mijn leven?

Er zijn legio vragen die je jezelf regelmatig kunt stellen, misschien al vanaf vandaag, om je bewust te worden van de mate waarin je afhankelijk bent.

Feit is dat we allemaal, in welke situatie dan ook, meer of minder afhankelijk zijn, zowel privé als op het werk.

Daarom is het essentieel om te bekijken hoe groot die afhankelijkheid is en of ze bepalend of te verwaarlozen is.

Wat stel ik in de waagschaal? Welke ingrediënten heb ik nodig om me goed te voelen?

We kunnen niet zo volledig onafhankelijk leven als een kat, maar we kunnen wel sommige dwalingen corrigeren die we allemaal al te snel in ons leven laten sluipen, zonder dat we ons daarvan altijd bewust zijn.

WERK ERAAN OM OP ELK TERREIN EEN DEEL VAN JE ONAFHANKELIJKHEID TERUG TE PAKKEN. ZO ZUL JE WEER VRIJ WORDEN.

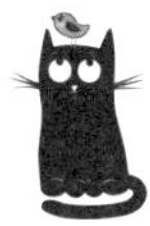

KATTENGEHEIM

'Denk je dat we de hele dag nietsdoen, alleen omdat we het niet nodig hebben om voortdurend druk te zijn zoals jij? In werkelijkheid, wat je ook denkt, zijn wij heel nuttig voor de mens. Wanneer je thuiskomt uit je werk, gestrest, met een humeur om op te schieten, met een negatief aura dat je zonder het te weten de hele dag hebt opgebouwd, wie denk je dat je van dat alles bevrijdt? Hoe komt het dat je al na een paar ogenblikken in ons gezelschap, als je ons even geaaid hebt, je als bij toverslag prettiger voelt? Je langzaam weer rustig wordt? Dat is dankzij ons katten. Als je bij ons bent, zuigen we als het ware alle slechte vibraties op die je verdrietig of boos maken waardoor je je slecht voelt. Natuurlijk merk je dat. Je denkt dat het onze aanwezigheid is die rust brengt. Maar we doen veel meer zonder dat je je dat ook maar een tel realiseert. Elke dag helpen we je bij alle nare dingen die het leven je bezorgt, omdat we van je houden.'

Ziggy

EEN KAT VERTROUWT OP ZICHZELF

'Het verschil tussen een hond en een kat.
De hond denkt: ze voeren me, ze beschermen me,
ze moeten een soort goden zijn. De kat denkt: ze voeren me,
ze beschermen me, ik moet wel goddelijk zijn.'

IRA LEWIS

Zoals we al zeiden in het hoofdstuk over trots en eigenwaarde, is zelfvertrouwen een van de aangeboren krachten van een kat.

Heb je een kat zich al eens introvert, onzeker zien gedragen? Nooit! Een kat is trots, ze is de beste en dat weet ze. Haar adagium luidt: 'Je bent niet de beste als je dat denkt, maar als je dat weet.' Dat is een van de sleutels tot zelfvertrouwen. Het lijkt misschien een klein verschil, maar het is wel een belangrijk verschil.

Zelfvertrouwen betekent niet alleen dat je jezelf accepteert zoals je bent, zoals we al eerder behandelden, maar ook dat je trots bent op wie je bent, afgemeten aan je talenten of je maatstaven.

Een voorbeeld van het zelfvertrouwen van een kat is dat ze naar je toekomt met een air van 'ik weet dat je van me houdt' en niet 'vind je me vandaag wel aardig?'.

En deze zekerheid straalt ze uit, is onderdeel van haar charisma, haar charme, haar schoonheid, van het simpele feit dat we van haar houden.

Veel te veel mensen lijden aan gebrek aan zelfvertrouwen, terwijl anderen ervan overlopen, soms zonder reden.

Je merkt wel dat alle hoofdstukken in elkaar grijpen en ook overlappen. Want het vertrouwen in jezelf komt voort uit het totaalpakket aan capaciteiten die we in dit boek hebben gesplitst om ze inzichtelijker te maken, maar die elkaar beïnvloeden en samen een geheel vormen.

Je moet van jezelf houden om zelfvertrouwen te hebben, je moet onafhankelijk zijn, compleet, je losmaken van 'wat zullen ze ervan zeggen?', enzovoort.

Zelfvertrouwen is geen uit de lucht gegrepen concept, maar iets wat je kunt leren, de som van de krachten die de kat bezit, van capaciteiten die je je een voor een kunt eigen maken zodat je het elke dag beter kunt doen en beter kunt leven.

Mensen met zelfvertrouwen staan in het 'middelpunt van de aandacht', zijn 'vrij' en 'charismatisch'. Ze zijn vaak gelukkig met van alles, maar hebben er alles aan gedaan om dat zelfvertrouwen mettertijd op te bouwen.

Doe in dit opzicht de kat na en je zult jezelf zijn.

'VERTROUW OP JEZELF!' ZOU EEN EENVOUDIGE STELREGEL KUNNEN ZIJN. IK KAN JE BELOVEN DAT ALS JE DE VERSCHILLENDE ASPECTEN DIE VOOR ZELFVERTROUWEN ZORGEN ONTWIKKELT, NET ZOALS DE KAT, JE VREUGDE EN VOLDOENING ZULT VINDEN IN JE LEVEN, WAT JE WEER AUTOMATISCH ZELFVERTROUWEN GEEFT!

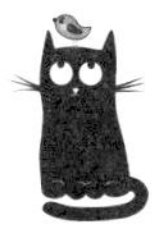

EEN KAT KAN DELEGEREN

'Katten zijn slim en zijn zich daarvan bewust.'

TOMI UNGERER

Zorg je altijd voor je naasten, sta je voor iedereen klaar? Of vind je juist dat jij recht hebt op aandacht, dat iedereen voor jou moet klaarstaan en je geringste wensen moet vervullen?

Natuurlijk moet je niet overdrijven, maar als je je af en toe kunt laten verzorgen zoals een kat dat doet, maak je jezelf het leven echt lichter.

Een kat doet niets, dat is bekend, en laat zich lekker bedienen! Ze is een vorstin!

Zonder die koninklijke en dominerende houding tot in detail te willen kopiëren, hoef je ook niet de lakei te zijn die elk moment voor zijn familie moet klaarstaan! Voorzien in alle verwachtingen, alle grillen, alle verlangens van je kinderen en je partner, zorgt niet echt voor rust.

Leer om je ook eens te laten bedienen zoals de kat en begin met kleine dagelijkse taken te delegeren. Je bent niet de conciërge of de dienstmeid van je kinderen, en het kan geen kwaad om hen wat zelfstandiger te maken door wat werkjes over te dragen om het huishouden goed te laten lopen.

Het bespaart je tijd, energie en stress en maakt je efficiënter! Delegeren is de basis. Maar dan moet je wel vrágen, en stoppen om dingen zelf te doen in plaats van... of omdat het sneller gaat als jij het doet...

Dit geldt net zo goed voor leidinggevenden in het bedrijfsleven die zelden vertrouwen in anderen hebben, niet kunnen delegeren, alles willen controleren en het werk van iedereen willen nakijken. Een slechte gewoonte die systematisch wordt, omdat vervolgens werknemers die zo 'bemoederd' worden in hun werk, elke punt en komma zullen laten controleren... Allemaal verloren uren waarin ze zelfstandig hadden kunnen werken plus overbelasting van de leidinggevende die jij misschien bent!

Leren om te delegeren is vooral tijdwinst voor jou, tijd waarin je kunt doen wat je wilt in plaats van voortdurend slaaf te zijn van de dagelijkse behoeften van de mensen om je heen.

Bovendien is delegeren een bewijs dat je vertrouwen hebt in je familieleden, je werknemers, je partner, je kinderen. Het is een andere manier om naar de dingen te kijken.

Natuurlijk zou het te ver gaan om te zeggen dat een kat zich voor ons welzijn voortdurend laat bedienen. Of niet?

WEES ZOWEL OP WERK ALS THUIS EEN KAT: LEER DELEGEREN!

DE DAG VAN EEN KAT

8.45 UUR: ZOETJESAAN 'S MORGENS

- Een kat wil naar buiten, wat gaan wandelen, terwijl jij weg moet naar je werk. En trouwens, wie weet wat een kat werkelijk de hele dag doet?

- Stormt ze als een wilde het huis uit? Nee. Ze drentelt rustig en blijft meestal nog een tijdje in de deuropening de geuren staan opsnuiven. Dat vindt ze fijn, terwijl het jou irriteert omdat je de deur niet kunt sluiten.

- Waarom ben je eigenlijk aan het rennen, om dan rechtsomkeert te maken om de sleutels of de map weer op te halen die je thuis hebt laten liggen? Zen! Het heeft geen zin om te rennen als je niet georganiseerd bent! Kijk naar je kat. Ze is net doodkalm de straat overgestoken. Als een kip zonder kop rondrennen leidt alleen maar tot tijdverlies en stress.

- Als je de hele dag door kalm blijft, zul je je veel beter voelen. Je zult de zaken even snel en even goed doen als je ze op een pragmatische, kalme en georganiseerde manier aanpakt, dan wanneer je van de hak op de tak springt, gestrest en in paniek rondrent.

Je kunt net als een kat beter je dag zelfverzekerd en rustig beginnen en even de tijd nemen om de eerste zonnestralen op te vangen door naar de lucht te kijken, zoals zij doet, en te glimlachen.

MEDITATIE

'HONDEN HEBBEN BAASJES, KATTEN BEDIENDEN.'

DAVE BARRY

EEN KAT NEEMT DE TIJD OM TE LEVEN

'Van alle dieren kan alleen een kat een contemplatief leven leiden.'
ANDREW LANG

Als je een kat zo ziet staan, zitten of liggen staren naar de omgeving, de kleinste details afspeurend, zou je kunnen denken dat ze een enorme luiwammes is die de hele dag niets uitvoert! En dat klopt ook! Naar onze maatstaven!

Het verschil tussen niets uitvoeren en de tijd nemen om te leven is een kwestie van interpretatie... volgens de mens.

In onze moderne maatschappij is nietsdoen, genieten, mijmeren, ademhalen... observeren, de tijd nemen om te leven bijna verdacht! We moeten bewegen, elke minuut benutten, zo veel mogelijk doelen halen, dingen doen en niet 'onze tijd verspillen'! Dat is de norm, de regel die onze samenleving ons bijna opdringt!

Als ik die voortdurende, bijna neurotische drukte bij een aantal van mijn tijdgenoten zie, kan ik niet anders dan de kant van de kat kiezen die het komisch lijkt te vinden als we ons uitputten op een hometrainer en intussen ook nog bellen en het nieuws op tv volgen. Ze moet ons wel lichtelijk gestoord vinden dat we ons zo uitsloven.

De tijd nemen om te leven betekent niet elke seconde van ons leven vullen, met op de achtergrond de angst voor de dood: we moeten alles gezien, gedaan hebben.

De tijd nemen om te leven is juist bewust elk moment beleven, het waarderen, het opnemen om er beter van te kunnen genieten, tot in de kleinste fractie van een seconde.

Dat is wat een kat doet als ze op het eerste gezicht niets lijkt te doen, zonder enige notie te hebben van de tijd (althans zoals wij die zien), noch van de dood die uiteindelijk wacht. Ze zal er dan ook niet op anticiperen tot aan het moment dat ze haar laatste adem uitblaast. (Afgezien van de hypothese dat ze daarvan wel een aangeboren notie heeft, de andere kant van de spiegel, hetgeen echter net zo goed haar onverstoorbaarheid in de wereld der levenden kan verklaren. Maar dat is een ander verhaal.)

De tijd nemen om te leven, betekent dat je ten volle kunt profiteren van dat leven en geen overvolle planning maakt voor alles wat je 'moet hebben gedaan', 'moet hebben gezien', waar je 'geweest moet zijn'. Voor sommigen is zelfs de vakantie een zware race tegen de klok geworden, uitputtender dan een week werken!

Schakel terug, ga zitten, kijk... doe je kat na en voel een beetje sereniteit terugkomen.

JE KENT HET MOTTO: 'JE HEBT DE TIJD GENOMEN OM GEBOREN TE WORDEN, NEEM OOK DE TIJD OM TE STERVEN!' EN DOE NET ALS DE KAT: NEEM DE TIJD OM TE LEVEN!

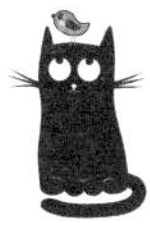

EEN KAT PAST ZICH SNEL AAN

'Een kat komt altijd op z'n pootjes terecht.'

SPREEKWOORD

Ziggy, een normale gezonde kater, heeft wel een handicap ten opzichte van andere katten: hij mist zijn rechtervoorpoot, omdat hij is aangereden door een motor toen hij een jaar was.

Destijds woonden we nog op het platteland en moest hij zijn territorium verdedigen, achter poezen aan gaan, zijn jachtinstinct volgen en had hij moeite om zijn ene oortje te wassen omdat hij zijn pootje er niet meer overheen kon halen!

Gemakkelijker was het om dagelijks achter dat oortje te krabben: hij wreef zijn kopje net zolang tegen me aan tot hij tevreden was!

Maar voor de rest was ik onder de indruk hoe hij zich binnen twee weken even goed op drie poten wist te redden als voorheen op vier! Toen hij het verband eraf had gescheurd, natuurlijk!

Niet één keer liet hij zich tegenhouden door een hindernis, een muur of schutting die hij over moest.

Voor hem was er niets veranderd, en toch was met een poot minder alles veranderd.

Verbluft door zijn aanpassingsvermogen observeerde ik hem om te zien hoe hij zich redde. Er waren een paar amper waarneembare verschillen. Als hij rende, trok hij zich niet vooruit met zijn voorpoten zoals alle katachtigen, maar hij duwde zich vooruit met zijn achterpoten als een konijn! En dat met een fabelachtige snelheid!

En indringers, katten die meenden dat ze doodleuk de tuin van de driepotige kater konden binnenwandelen, vergisten zich lelijk! Hij ontwikkelde namelijk een heel speciale techniek: in plaats van achter de dikke kat die zijn territorium was binnengedrongen aan te jagen, posteerde Ziggy zich midden in de tuin, verroerde geen vin en wachtte de ander op, die in een omtrekkende beweging naderde. Als de indringer voldoende genaderd was, ging hij op zijn achterpoten staan als een kangoeroe, zijn ene voorpootje in de aanslag. Maar hij liet de ander nog dichterbij komen... De dikke kat begreep niets van dit onkatachtige gedrag en sloop naderbij, een beetje wantrouwig, maar niet bang. Ik keek toe, gehypnotiseerd door zijn kalme bokserpositie. Zodra de kat binnen het bereik van zijn voorpoot kwam, verkocht Ziggy hem een verpletterende rechtse! (Door het gemis van een voorpoot, was de andere dubbel zo gespierd geworden!) Geschrokken trok de dikke kat zich terug en pas op dat moment ging Ziggy achter hem aan om hem van zijn territorium te verjagen! Ik stond versteld! Maar zelden hoefde Ziggy meer te doen om ongewenste gasten te verjagen: een bliksemsnelle uppercut volstond!

Wat betreft de poezen was het een ander verhaal. Bij katten is het verleiden en het voorspel op het paren nogal bruut. En ik zag wel dat hij moeite had met zijn evenwicht als hij een poes besprong! (Een groots moment!)

En toch begreep de buurpoes (nee, niet van Woezel en Pip), die een beetje verliefd was op Ziggy, al snel dat hij haar niet op de natuurlijke manier in haar nek kon grijpen tijdens het paren en niet boven op haar kon blijven zitten zonder te vallen. Dus als ze de kriebels kreeg, ging ze voor hem op de grond liggen, onbeweeglijk en met haar achterste omhoog! Dan kon meneer rustig zijn gang gaan!

Katten verslaan ons op menig terrein, zo ook qua aanpassingsvermogen, en in het geval van buurpoes qua begrip voor de ander.

Zijn handicap heeft Ziggy nooit belet om te leven zoals eerder. Geen ladder of boom heeft gemerkt dat er een poot ontbrak. Zouden wij ons even goed hebben aangepast? Wij mensen, die zo vaak klagen over veel futielere fysieke ongemakken?

Een benijdenswaardig aanpassingsvermogen... Vervolgens verhuisde ik van het platteland naar het hartje van het oude Lyon. Dat betekende een nieuwe habitat voor hem, nieuwe omstandigheden, geen tuin maar een steegje dat vanaf elf uur 's avonds pas rustig werd, met oude werkplaatsen en een kattenluikje. Ziggy vond het heerlijk, hij paste zich volledig aan, sprong het raam uit en ging halve nachten op muizenjacht!

En zijn aanpassingsvermogen werd nog eens op de proef gesteld. Tegenwoordig wonen we nog steeds in Lyon, maar nu op een boot. Hij heeft zijn neiging moeten leren beheersen om achter voorbijzwemmende eenden aan te jagen en in de Saône te springen. In het begin was al dat water om hem heen een beetje indrukwekkend. Maar al na een paar dagen paradeerde hij op het dak van de boot, naar het hoogste punt, bewaakte zijn nieuwe territorium vanaf de brug en drentelde heen en weer over de gangboorden. Vervolgens breidde hij zijn domein uit door het trappetje af te gaan naar de kade, zijn spijsverteringskanaal te reinigen met gras en van heel dichtbij te loeren op eenden die zich te dicht bij de oever waagden!

Of het nu om fysieke aanpassing gaat of aanpassing aan een omgeving, de kat beheerst de materie meesterlijk! Ook al heeft ze er een hekel aan dat ze haar gewoonten en haar leefpatroon moet veranderen, ze is in staat om opnieuw een prettig nestje, plezierige levensgewoonten, haar universum te scheppen.

Haar aanpassingsvermogen? Een bewijs van intelligentie!

WAAR KOMT HET AANPASSINGSVERMOGEN VAN EEN KAT VANDAAN? VANUIT HAAR LIEFDE VOOR HET LEVEN? DE LIEFDE VOOR HAAR LEVEN? DE LIEFDE VOOR ZICHZELF? VOLGENS MIJ VANUIT ALLE DRIE! DOE ER JE VOORDEEL MEE!

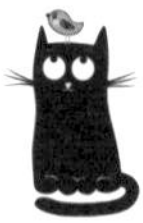

MEDITATIE

‘ALS JE EEN MENS ZOU KUNNEN KRUISEN MET EEN KAT, ZOU DAT DE MENS VERBETEREN, MAAR DE KAT SLECHTER MAKEN.’

Mark Twain

EEN KAT HOUDT VAN KALMTE

'De stilte van katten is besmettelijk.'

ANNIE DUPEREY

'Laat me met rust! Stilte! Rustig! Geef me de ruimte!' Wie zou dat niet graag eens zeggen. We worden voortdurend omgeven door drukte en geluid, claxons, stress, metrodeuren die dichtgaan, ringtones, waarschuwingen van agenda's, afspraken, appjes, e-mails... Het is een en al beweging, lawaai, en dat gaat je op de zenuwen werken.

Rust geeft de kat kracht, ze houdt ervan, koestert haar, zoekt haar op. Kalmte vanbuiten voedt haar innerlijke rust. Waarom zoeken wij geen rust?

Waarom probeer je niet om elke dag een paar minuten jezelf absolute rust te gunnen. In volmaakte stilte, waarin je alleen naar jezelf luistert, naar je innerlijke stem, je hart dat klopt...

Op die manier krijg je meer innerlijke rust, kun je die koesteren en dagelijks onderhouden om ook naar buiten toe kalm te zijn. Om beter te leven.

Doe als de kat en pak een beetje rust zodra de kans

zich voordoet. En als de situatie er zich niet toe leent, volg je het voorbeeld van de kat: zoek zonder iets te zeggen een eenzaam plekje op, een plekje dat jij alleen kent! En kom pas dan terug als je behoefte aan rust is gestild, je weer nieuwe energie hebt opgedaan.

We kunnen elk lawaai verdragen zolang we niet gedwongen zijn het te ondergaan, zolang het niet onze innerlijke rust verstoort en voor nutteloze stress zorgt.

SCHEP REGELMATIG DE VOORWAARDEN OM RUST TE VINDEN EN DAARMEE DE VOORWAARDEN OM JE GOED TE VOELEN. HET IS DE BESTE MANIER OM MAAGZWEREN TE VOORKOMEN!

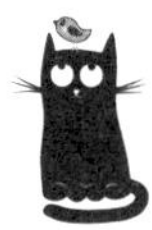

EEN KAT KIEST HAAR GEZELSCHAP

'Een kat kies je niet, de kat kiest jou.'

PHILIPPE RAGUENEAU

Een kat zal niet veel banden met andere katten onderhouden, noch met mensen die haar niet passen. Ze kiest zorgvuldig wie ze in haar leven toelaat, maar die uitverkorenen zal ze koesteren.

Waarom verdragen wij, domme mensen, eigenlijk een groot deel van ons leven soms ondraaglijke personen, met totaal andere waarden dan die van ons?

Waarom dwingen we onszelf in allerlei bochten, omdat het zo hoort of omdat we niet anders durven, en steken we bijna dwangmatig onze tijd en energie in contacten die ons leven verpesten.

De simpelste remedie is keuzes te maken net als een kat!

Kies met wie je wilt omgaan, met wie je je tijd wilt doorbrengen, van wie je houdt, met wie je je leven wilt delen.

Voor een kat je uitkiest, test ze eerst jouw genegenheid, je persoonlijkheid, je trouw. Dan zal ze contact zoeken als zij dat wil, als zij jou als belangrijk ervaart nu en in de toekomst. Maar ze zal je trouw blijven, want ze heeft jou uitverkoren.

Het leven is te kort om het te delen met mensen die je niet mag: zijn we echt zo dom?

Ja dat zijn we en we letten niet genoeg op wat we nodig hebben!

VERDRAAG NIET LANGER MENSEN DIE HET NIET WAARD ZIJN, KIES JE KENNISSEN, VRIENDEN ZORGVULDIG!

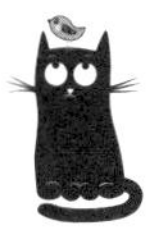

DE DAG VAN EEN KAT

12.30 UUR: TIJD VOOR EEN PAUZE

Waarom zou je die niet ook nemen, net als de kat die er de hele morgen opuit is geweest?

Een lunch in de grauwe wachtruimte, niet erg aantrekkelijk! De lawaaiige kantine, niet beter!

Je kunt van je lunchpauze profiteren door die vier muren uit te gaan.

Ga naar buiten, wandel, verlekker je aan etalages, ga een park in, drentel, eet je lunch op een bankje... Maar vooral, ga eropuit, net als een kat. Wandel op de bonnefooi, verlaat dat gebouw, adem, neem een pauze en bekijk ontspannen al het moois in je omgeving, zaken waarvoor je je anders de tijd niet gunt.

Flaneren is met recht de beste manier om ertussenuit te knijpen, te ademen en jezelf de kans te geven mooie ontdekkingen te doen en nieuwe mensen te leren kennen.

Om de hoek je liefde tegenkomen? Ook dan zul je moeten flaneren ;-)

EEN KAT KAN GOED UITRUSTEN, ZE IS DOL OP SLAPEN

'Als ik mijn kat wek, lijkt het net of ze de persoon
dankbaar is die haar de kans geeft
om weer in slaap te vallen.'
MICHEL AUDIARD

Maak een slapende kat niet wakker. Kijk hoe ze slaapt en slaapt en slaapt. We houden allemaal van slapen. Dus waarom zou je niet, als je de kans krijgt?

Waarom kies je niet voor die powernap in plaats van de afwas te doen? Is het zo dringend om meteen de vaat te doen, af te drogen en op te ruimen?

Leer om uit te rusten als een kat. Laat je wegglijden in Morpheus' armen zodra je de kans hebt. Het is immers zo heerlijk. Goed voor lichaam en geest. Kijk hoe je kat zachtjes met haar ogen knippert. Zij weet dat al lang.

Een kat, die het *farniente* heeft uitgevonden, koestert niet het slapen, maar het plezier om herhaaldelijk in slaap te vallen.

Slapen is een van de genoegens in haar leven die ze koestert, lichte hazenslaapjes en diepe slaap waarbij je kunt zien dat ze rent in haar dromen. Want slapen is uitrusten, in slaap vallen, genieten en dromen. Hebben we niet allemaal soms een droom waar we niet uit wakker willen worden?

Natuurlijk hebben we die. Soms willen we dromen zelfs nog eens dromen. Ssst... geheimpje!

GENIET VAN SLAPEN. HET ZAL JE NIET BELETTEN OM 'HET LEVEN TEN VOLLE TE BENUTTEN'! ZEKER GEZIEN HET ABSURDE BELANG DAT WE DAAR TEGENWOORDIG AAN HECHTEN!

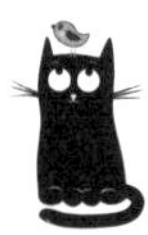

EEN KAT KAN NEE ZEGGEN (EN DOET DAT OOK)

'Ik houd van katten, ze denken na en houden hun gedachten voor zich.'

JEAN-MARIE GOURIO

Katten hebben er een hekel aan dat je hun zegt wat ze moeten doen. Gehoorzamen aan een bevel? Echt niet! Dan moet je maar een hond nemen!

Ze zijn weerbarstig tot in hun klauwen. Ze zullen slechts een enkele keer iets doen omdat ze daartoe bevel hebben gekregen.

Maar houden wij mensen wel van bevelen? Natuurlijk niet! En toch verdragen we ze de hele dag door, zowel op ons werk als thuis. En dan hebben we het nog niet eens over alle indirecte bevelen, die regels die de maatschappij ons oplegt en die we tot op de letter moeten 'volgen'.

We kunnen een voorbeeld nemen aan de kat en leren om 'nee' te zeggen.

Leer om niet langer onophoudelijk te doen wat

anderen nodig vinden, aanwijzingen te volgen die niet bij je passen, totdat je alleen nog maar in onderworpenheid leeft en altijd maar 'ja' zegt, terwijl je eigenlijk 'nee' wilt zeggen. Of dat nu tegen een kleine dienst is die een gewoonte is geworden waarvan je vervolgens niet meer af kunt; of extra werkzaamheden buiten je taak om, die je baas en je collega's uiteindelijk menen van je te kunnen eisen, zonder dat je daarvoor de financiële compensatie krijgt die erbij hoort. Nee!

Leer om af en toe 'nee' te zeggen tegen je kinderen, je partner, je baas, je vrienden, niet uit puur egoïsme, maar omwille van je bewegingsvrijheid, je vrije tijd. Want als je constant 'ja' zegt, tegen alles en iedereen, hoeveel tijd houd je dan nog over voor jezelf, om je eigen taken te doen en om van het leven te genieten?

Leren om 'nee' te zeggen, betekent dat je waakt over je tijd, je vermogen om te handelen, je leven, maar ook dat je het respect afdwingt van je omgeving die soms onterecht gebruikmaakt van jouw onvermogen om 'nee' te zeggen.

Je moet de balans herstellen tussen de bevelen en de kleine diensten. Geen mens zou permanent ten dienste van de anderen moeten staan.

'NEE! IK ZEG NEE! BEGREPEN?'

MEDITATIE

‘HET DEVIES VAN DE KAT: WAT JE OOK GEDAAN HEBT, PROBEER ALTIJD TE DOEN OF HET DE SCHULD VAN DE HOND IS.’

JEFF VALDEZ

EEN KAT WEET HOE ZE CONFLICTEN KAN VERMIJDEN (INDIEN MOGELIJK)

'Mensen die van katten houden
vermijden krachtmetingen.'
ANNIE DUPEREY

Behalve om een territorium te verdedigen of de buurpoes 'het hof te maken' door die zwerfkater ervan langs te geven die zijn kansen wil beproeven, houdt een kat niet van conflicten.

Heb je ooit een bende katten gezien die zich verzamelde om een andere bende een pak slaag te geven? Om zogenaamd gebied te annexeren of natuurlijke hulpbronnen te beschermen? Het geheel gecoördineerd door twee vette katers met strepen op hun uniform? Nee!

En hoe ouder een kat is, hoe meer ze strategieën zal gebruiken om de vijand op de vlucht te jagen zodat het niet op een conflict aankomt.

Ziggy heeft een geweldige truc als er een grote

kater 's nachts zijn territorium binnendringt. Zodra hij het gevaar geroken heeft, verstopt hij zich en wacht. In het begin hoorde ik hem soms 's nachts grommen met een (angstaanjagend!) harde rauwe stem. Ik ging dan naar buiten en zag een kat wegvluchten in de tuin. Ziggy was onzichtbaar. Ik riep hem, maar hij kwam niet.

Toen ik hem vanuit de donkere kamer bespiedde, begreep ik zijn techniek. Hij verborg zich in een donker hoekje van de vensterbank, achter een paar takken van de wingerd. Daar zette hij een enorme keel op (je had gezworen dat hij een tijger was!) en wekte bij de indringer de indruk dat hij enorm was zonder zich ooit te laten zien. Dan wist de indringer waar hij mee te maken kreeg in een eventueel gevecht als hij dan nog in de buurt bleef. Negen van de tien keer werkte het en sloeg de kat op de vlucht. Ziggy verliet zijn schuilplaats niet voor hij zeker was dat de ander zijn territorium uit was. En dan hervatte hij zijn nachtelijke ronde. Ondanks zijn drie poten beschikte hij over list, strategie en doen alsof als wapens om het conflict te vermijden.

Een kat is geen vechtjas of ruziezoeker. Ze is trots en zal, zo veel mogelijk, als haar territorium niet in gevaar is, altijd het gevecht vermijden. Datzelfde idee las ik in *De kunst van het oorlogvoeren* van Sun Tzu. Misschien liet ook Tzu zich vijf eeuwen voor onze jaartelling inspireren door een kat. Helaas lijken de 'beste' strategen en militaire leiders tegenwoordig niet meer te lezen...

In het licht van de aloude nutteloze gewapende conflicten van de mens, die momenteel alleen maar lijken toe te nemen, is het gedrag van katten in conflictsituaties voorbeeldig.

In een conflict zijn er alleen verliezers en dat weet de kat al lang.

VERMIJD CONFLICTEN ALTIJD ZO VEEL MOGELIJK!

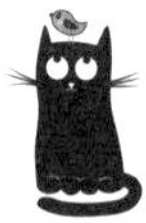

EEN KAT HOUDT VAN HAAR HUIS, ZE MARKEERT HAAR TERRITORIUM

'Ik houd van katten omdat ik van mijn huis houd.
En dat ze er geleidelijk de zichtbare ziel van worden.'
JEAN COCTEAU

Een kat houdt van haar huis, hoe groot of klein ook. Het is haar domein. Ze heerst er en zij alleen. Sommige mensen die een kat hebben zeggen vaak met een glimlach: 'Mijn kat woont niet bij mij, ik woon bij mijn kat!'

Door de aanleg van een kat om de baas te zijn, te 'delegeren', zich te laten bedienen, koppig te zijn en alleen te doen wat zij wil, kan het gebeuren dat sommige baasjes zich zelfs uit liefde voor het dier voegen naar haar behoeften en verlangens. Natuurlijk is iedereen vrij zijn grenzen te bepalen om in harmonie te leven.

Maar wat ons hier interesseert is de liefde, de aandacht en de bescherming die de kat aan haar huis, haar territorium geeft. Overigens kan een kat, zelfs een huiskat, die op het platteland leeft soms een territorium hebben van drie tot vier hectare. Verbaas je dus niet over haar uiterst lange uitjes, omdat ze heel wat domein heeft om over te waken.

Dat gezegd zijnde is een kat erg gehecht aan haar huis, al is het een tweekamerappartement. Het vormt namelijk het comfortabele hart van haar wereld, het kader waarin ze zich fysiek en psychisch prettig voelt.

Heb je al eens gelet op het interieur van de woningen van je vrienden, hoe schoon, opgeruimd en fraai ingericht ze zijn? Zijn ze er vaak? Of leven ze voor het grootste deel buitenshuis? Word je er vaak uitgenodigd?

Als je goed kijkt, zie je dan geen relatie tussen de woning van die mensen en hun gevoelsleven? Vaak is er een direct verband tussen het geluk dat we innerlijk ervaren en hoe we de plek waar we leven onderhouden en inrichten. Een woning weerspiegelt, visualiseert direct het welzijn van de bewoners, soms zelfs het beeld dat ze van zichzelf hebben...

En hoe goed voel jij je in je huis? Hoe zien de wanden, de meubels eruit? Voel je je er op je gemak en voelt het comfortabel? Vraag je graag vrienden te eten? Ben je trots op je interieur en laat je dat zien? Kun je op een luie zondag lekker op de bank hangen tussen de warme plaids en kussens? Heb je er alles aan gedaan zodat je je er prettig kunt voelen?

Zonder dat je je territorium hoeft te markeren, weerspiegelt je woning je innerlijke welzijn.

Het is ook de veilige haven, de plek waar je tot rust kunt komen, nieuwe krachten kunt opdoen, je een moment kunt afsluiten voor de drukte buiten.

Je huis is het middelpunt van geluk. Net als een kat kun je dat territorium uitbreiden in concentrische cirkels, met de nabije omgeving, met je gewoonten, winkeliers die je kent, het parkje om de hoek waar je 's zomers rustig een boekje kunt gaan lezen. Net als een kat kun je je territorium, je comfortzone en je veilige haven uitbreiden.

Je cocon moet dus een warm nest zijn, waar je altijd heen kunt gaan om je te ontspannen, voor jezelf te zorgen, je te centreren en de mensen te ontvangen van wie je houdt.

HOME SWEET HOME! MAAK JE PALEISJE COMFORTABEL EN OOGSTRELEND. JE ZULT JE ER ALLEEN MAAR BETER DOOR VOELEN.

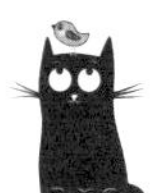

DE DAG VAN EEN KAT

13.15 UUR: VERPLICHT MIDDAGDUTJE!

- Ook al zal je kat vast en zeker de helft van de middag liggen te slapen, jij kunt je dat niet permitteren.

- Maar na de lunch heb je vast nog wel een kwartier of halfuur voor je weer op je werk moet zijn.

- Waarom probeer je niet eens een powernap van 15 minuten? Dat geeft je de energie alsof je een paar uur geslapen hebt.

- Er zijn zelfs bedrijven die hun werknemers vragen een powernap te doen zodat ze daarna efficiënter zijn in hun werk.

- De siësta van een kat? De toekomst van het bedrijf! Voor jou is het vooral een manier om bij te komen na een slechte nacht, weer energie te krijgen of vooruit te lopen op een avondje stappen, waarvan je bij voorbaat weet dat het waarschijnlijk heel laat zal worden!

EEN KAT SCHENKT VERTROUWEN

'Je kunt niemand vertrouwen.
Voor katten is dat anders. Als ze je eenmaal
in hun leven aanvaarden, is dat voor altijd.'
ANDRÉ BRINK

Vanaf het moment dat een kat jou uitkiest als levensgezel, schenkt ze je haar vertrouwen volledig, bijna blindelings. Zo kan ze zelfs op haar rug rollen als je haar aait, een positie die een kat nooit in de natuur zal aannemen (behalve in haar cocon waarin ze zich volmaakt veilig voelt). In die houding is het dier veel te kwetsbaar, het kan amper vluchten of zich verdedigen als dat nodig is. En toch kan een kat zich, als je haar kroelt en aait, op of naast je in de raarste bochten wringen om nog meer liefkozingen te krijgen en zich zelfs over haar buikje laten krabbelen. Ze vertrouwt je!

Dat absolute vertrouwen toont ze op verschillende manieren, maar blijkt onmiskenbaar uit bepaalde gedragsvormen.

Vertrouwen wij op anderen en tot in welke mate?

Maar al te vaak vinden we het moeilijk om weer

vertrouwen op te brengen als we in onze gevoelens gekwetst zijn door een geliefde of vriend. We willen de ander wel geloven, maar we blijven altijd op onze hoede en letten op het geringste teken dat we (vaak ten onrechte) kunnen opvatten als een voorbode van bedrog of een leugen.

Dat wantrouwen kan ons leven reëel verpesten. Hoe kun je immers gelukkig zijn als je voortdurend in de angst leeft dat je door anderen zult worden verraden. Onmogelijk!

Je kunt alleen weer rust en levensvreugde vinden als je leert opnieuw te vertrouwen, bijna even totaal als ik hiervoor beschreef voor katten: blindelings.

Maar net als een kat moet je niet op willekeurig iedereen vertrouwen, en evenmin je gevoelens en leven ondoordacht te grabbel gooien.

Volg je instinct als je nieuwe mensen ontmoet. Het zal je niet bedriegen. Zodra je het gevoel hebt dat je de juiste persoon hebt ontmoet, of het nu gaat om liefde of vriendschap, moet je je niet afsluiten voor geluk door je gedrag te blijven baseren op angst en wantrouwen.

Stel je hart open, ontspan en heb vertrouwen. Je hebt geen andere keus, je kunt geen andere weg kiezen als je de kans wilt grijpen om intens gelukkig te worden.

SCHUD JE ANGSTEN VAN JE AF, MAAR KIES ZORGVULDIG AAN WIE JE JE LIEFDE EN VERTROUWEN SCHENKT.

EEN KAT IS EEN GEBOREN LEIDER

'Als de kat van huis is, dansen de muizen...!'

SPREEKWOORD

Een kat is een uitstekende manager, de perfecte chef, ze controleert zonder iets te doen... Ze stimuleert met haar blik en hoeft niet te schreeuwen om respect af te dwingen. Ze is er gewoon en door er te zijn dwingt ze de muizen om te werken! Zo ook in het kader van de redactie van dit boek: ik was de muis en Ziggy, uitgestrekt op mijn stapel papieren, waakte vanuit zijn ooghoeken dat ik niet verzonk in dromerijen, zodat het manuscript op tijd werd ingeleverd!

Als een kat zijn op je werk betekent, zoals we al zagen, dat je moet kunnen delegeren! Dat is essentieel! Het komt de planning van het werk en het bedrijf en de zelfstandigheid van je collega's ten goede. Anderzijds betekent het ook dat je er moet zijn, onopvallend een oogje in het zeil moet houden, het voorbeeld moet geven.

Of je nu wel of niet leidinggeeft, de houding van een kat laat zich een-op-een overnemen in je werkkader. Hier volgen enkele voorbeelden:

- Sloof je niet nutteloos uit, beoordeel je werk en hoeveel tijd je ervoor nodig hebt, op basis van 'het belang' van de taak. *(De kat: Die spin? Nee, niet de moeite. Ik wacht wel tot er een muis langskomt voor ik in beweging kom.)*

- Fladder niet van hot naar haar alsof je omkomt in het werk. Dat schept alleen maar nutteloze stress bij je collega's. *(De kat: Stop met stofzuigen. Je maakt me dol met dat geblaas!)*

- Wees efficiënt als het moet, handel problemen meteen af. *(De kat: Nee, wat denkt die dikke rooie wel! Wacht maar, ik zal hem eens even wat laten zien!)*

- Houd altijd alles onopvallend in de gaten, zodat je kunt profiteren van de laatste ontwikkelingen. *(De kat: Ik weet dat jij het bent, die me kietelt met een veertje. Kom eens dichterbij zodat ik kan zien of...)*

- Reageer als dat moet, weet van je af te bijten. *(De kat: Een molleninvasie in de tuin? Oké, dan draai ik overuren! Ik zal je tuin met hand en tand verdedigen!)*

- Neem regelmatig een koffiepauze om bij te praten en je sociale contacten te onderhouden! ;-) *(De kat: Zijn er nog brokjes? Nee? Maak dan een blik sardientjes open!)*

- Doe niet net alsof je werkt, dat valt altijd op! *(De kat: Ik heb elk checkpoint op mijn territorium nagelopen. Alles is veilig. Laat me nu slapen!)*

- Doe niet net alsof je het te druk hebt. Dat is vaak een teken van inefficiëntie! *(De kat: Maak je niet druk, ik heb alles onder controle! Prrr...)*

EN BEN JIJ DE BAAS, NET ALS DE KAT, STEL JE DAN ALTIJD ZEKER EN WELWILLEND OP, MOEDIG AAN MET JE BLIK EN WEES AANWEZIG.

BAAS OF NIET OP HET WERK: DE CHEF DAT BENT JIJ! GEEF ALTIJD HET BESTE VAN JEZELF MAAR ZONDER KOUWE DRUKTE!

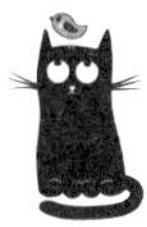

KATTENGEHEIM

'Jullie zeggen vaak (we horen jullie wel) dat wij luie beesten zijn die de hele dag nietsdoen. Natuurlijk slapen we een paar uur aan het begin van de avond. Daarentegen zijn we anders dan jullie liever 's nachts actief. En dat merken jullie niet, omdat jullie dan slapen! En ten tweede slapen we de hele dag vanwege jullie. Tijdens die slaapjes kunnen we ons ontdoen van alle slechte straling, gedachten en vibraties die we hebben opgenomen om jullie daarvan te bevrijden. En ook wij kunnen die niet bij ons houden. We moeten onze geest en ziel reinigen en dat doen we in onze slaap. Overigens kunnen we het slechte humeur van meerdere gezinsleden opnemen. We kunnen jullie een voor een tot rust brengen, maar we hebben dan meer slaap nodig om te herstellen. Als je zo slim bent geweest twee kittens uit hetzelfde nest in huis te nemen, kunnen ze deze taak in het gezin delen. Maar zadel ons niet op met een nieuwe kat als we al goed en wel gesetteld zijn. Want dan haal je een hoop heibel in huis. Geloof me!'

Ziggy

EEN KAT IS VOLHARDEND

'Als een kat weigert iets te begrijpen, is dat met opzet.'

LOUIS NUCÉRA

Koppig, ja, volhardend, nog meer! Je kunt je kat roepen zoveel je wilt. Als ze is weggedoken in het gras, zal ze geen oor, geen haar bewegen. Ze kan zo uren blijven wachten voor een muizenhol tot het diertje tevoorschijn komt. Geduldig volhardend, een kat kan dit de halve dag volhouden zonder er genoeg van te krijgen of op te geven. Hiervan kunnen we nog wat opsteken in ons werk en ons privéleven.

Ze legt een ontzagwekkende volharding aan de dag tot ze haar doel bereikt: de muis vangen. Tijd of vermoeidheid doen er niet toe, zoals zo vaak wel bij ons als we op een paar meter voor de finish opgeven... een instelling om over na te denken!

Het geduld van een kat om te krijgen wat ze wil wordt alleen geëvenaard door haar volharding. In dat opzicht moeten wij ons hoofd diep buigen.

'We geven niet op!' is haar devies, wat voor ons soms loze woorden zijn.

WEES GEDULDIG EN ZET DOOR IN ALLES WAT JE ONDERNEEMT; GEEF NOOIT OP!

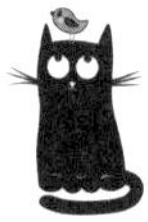

EEN KAT IS ALTIJD VOORZICHTIG

'Hij stapt als een kater in de morgendauw.'

GEZEGDE

Een kat is geen heethoofd en leert altijd van haar onaangename ervaringen. Ze zal niet naar een nieuwe plek, een auto of voorwerp in haar omgeving toe gaan voordat ze het eerst langdurig heeft bekeken en dan nog heel behoedzaam. Een kat vermijdt zo veel mogelijk gevaar. Alles wat nieuw is wordt eerst minutieus geïnspecteerd, besnuffeld, geanalyseerd.

Voorzichtig zijn betekent vaak dat je door problemen en conflicten te voorspellen ongelukjes kunt vermijden. Waarschijnlijk uit gebrek aan instinct doet de mens zijn kennis en ervaring alleen op door zijn handen te branden, door schade en schande. Een vreemd mechanisme als je het zo bekijkt. Een mens weet niets wat hij niet geleerd heeft. Kun jij je voorstellen dat een kat over gloeiende sintels zou lopen?

Hoeveel mensen zijn er niet eens ziek geworden doordat ze iets gegeten hadden wat niet goed meer was? En hoe vaak heb je je kat niet haar neus zien ophalen bij haar voer dat ze vervolgens niet aanraakte? Of het stukje ham dat je haar voorhield eerst aan alle kanten zien besnuffelen voordat ze er haar tanden in zette?

Een kat zal niet snel voedselvergiftiging oplopen. Ze gebruikt haar zintuigen, ze is voorzichtig ook met wat ze eet.

Een mens is van nature vaak impulsief, denkt niet na, net als een kind dat je voor alles moet waarschuwen, dat alles nog moet leren, dat je moet behoeden voor elk gevaar. Maar wie leert een kat dat ze zich kan branden aan vuur, dat ze kan verdrinken in water, dat ze beter niet in de buurt van die grote blaffende hond kan komen? Wie heeft haar verteld dat die grote lawaaidingen op wielen auto's zijn die haar kunnen aanrijden? Een kat weet dat instinctief, ze ruikt het gevaar, in tegenstelling tot kinderen.

Wij luisteren niet meer naar onze instincten, onze zintuigen. Zelfs in onze contacten met andere mensen. Heb je niet ooit gedacht: ik wist dat hij me een loer zou draaien, vanaf het begin was er iets mis!

En je kreeg gelijk. Uiteindelijk bleek je gevoel over die persoon terecht te zijn. Maar heb je naar je instinct geluisterd toen het gevoel je bekroop dat hij of zij niet goed voor je was? Nee. Net zoals zovelen liet je 'rede' voorgaan op 'instinct'. En dat is jammer, want mettertijd merken we dat ons instinct ons nooit bedriegt, dat het ons altijd maant tot voorzichtigheid, zodat het ons goed gaat en we ons goed voelen.

De eerste indruk liegt nooit. Pak de zaken voortaan wat voorzichtiger aan. Probeer naar je meest primaire instincten te luisteren, vertrouw erop. Je zult het niet berouwen.

ALS JE TWIJFELT, LIJDT HET GEEN TWIJFEL! VOLG JE INSTINCT!

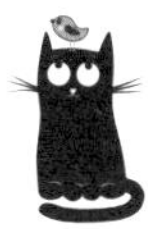

DE DAG VAN EEN KAT

18.30 UUR: HOME SWEET HOME, TERUG OP HET NEST!

Een moment om te ontspannen, aaien, liefkozen. De was en het antwoordapparaat kunnen wachten. Neem net als een kat de tijd om je werkdag van je af te zetten. Kwel jezelf niet meteen met alle dagelijkse werkjes. Neem een halfuurtje om tot rust te komen, zet muziek op, trek gemakkelijke kleren aan waarin je je prettig voelt.

Kom even op adem om vitaal aan het tweede deel van je dag te beginnen, je privéleven, doe waar je zin in hebt, plezier uit put. Bel een paar vrienden...

Rond deze tijd zal een kat zich maar met één ding bezighouden: 'Is het bijna etenstijd?' En daarvan kan ze genieten want ze weet dat je binnen afzienbare tijd anders dan vanmorgen de moeite zult nemen om een zakje zalm in gelei voor haar te openen, haar lievelingskostje.

18.30 uur is zowel voor haar als voor jou een moment van ontspanning, het kantelpunt tussen activiteit en relaxen. En dan kun je maar beter niet je vermoeidheid of stress van de dag meenemen die je ontspannen avondje kan verpesten.

EEN KAT HEEFT VEEL LIEFDE NODIG

'Katten zijn wezens die ervoor gemaakt zijn liefkozingen te vergaren.'
STÉPHANE MALLARMÉ

Iedereen heeft liefkozingen nodig, gebaren waarin affectie en tederheid tot uiting komen, aaien, kussen. Waar veel mensen nu en dan liefde tekortkomen, zal een kat niet aarzelen jouw liefde op te eisen, als ze er behoefte aan heeft.

Bij tijd en wijle wil ze dicht bij je zijn, net zoals wij er behoefte aan hebben om onstuimig of teder lijfelijk contact te zoeken met onze partner.

Die behoefte aan liefde houdt vaak verband met een behoefte om van onszelf te houden. Freud beschrijft het moment dat de navelstreng bij de geboorte wordt doorgeknipt als het eerste trauma van ons leven. Dan wordt voor altijd de band van liefde met de moeder fysiek doorbroken. Vervolgens proberen we die band weer op te bouwen met anderen, in de vorm van vriendschap, liefde. Die bron van liefde zoeken we in elke relatie die we onderhouden.

Hoe groter ons gebrek aan affectie is, hoe meer we die gaan zoeken bij anderen. We willen erin zwelgen. En net als een kat nemen we weer fysiek afstand van de bron als we genoeg liefde getankt hebben... om er later weer terug te keren.

Hoe vaak we liefde nodig hebben, hangt ook af van hoeveel we van onszelf houden. De een is een grote vrijdoos en de ander afstandelijker. Niet iedereen heeft dagelijks dezelfde 'dosis' nodig. Maar tederheid, liefkozingen en bijbehorende gevoelens hebben we allemaal nodig.

We zoeken ze bij onze partner, maar ook bij onze kat, net zoals de kat ze bij ons zoekt als ze haar kopje liefdevol onder onze arm steekt. Dan komt ze onze liefde opzuigen en geeft ons haar liefde ervoor terug. Het is iets anders dan het kopje dat ze geeft als ze zich fijn voelt, een kat heeft dan je liefde echt nodig. En als ze weer op haar taks aan gevoelens en liefde zit, zal ze weer afstand nemen.

Wij mensen hebben die tastbare en intellectuele liefde net zo nodig als de kat, we wachten erop, zoeken ernaar. Ze is van vitaal belang voor elk mens, zowel in lichamelijke als geestelijke zin.

Zonder liefde zullen we elke dag een beetje meer verwelken, net als de kat, net als bloemen. Al sinds onheuglijke tijden kan het hart van geen enkel levend wezen zonder deze motor: liefde.

WE HEBBEN ALLEMAAL LIEFDE NODIG, MAAR JE KRIJGT ALLEEN LIEFDE ALS JE OOK LIEFDE KUNT GEVEN: EEN ESSENTIËLE VOORWAARDE VOOR ONS GELUK. WAT IS EEN LEVEN ZONDER LIEFDE?

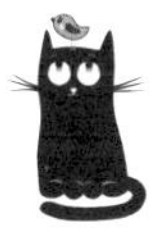

EEN KAT IS VAN NATURE BEDAARD

'In een huis waar een kat woont,
zijn er geen kunstwerken nodig.'
WESLEY BATES

Bewegen, geen moment stilzitten… Dat lot is menig mens beschoren. We kunnen geen moment neerstrijken, omdat we gevangenzitten in de vaart der volkeren en de tonnen stress die over ons worden uitgegoten en die we meenemen naar huis.

Je bent nog niet thuis of je gooit je jas neer en gaat in de weer met stapels was, een berg facturen die ligt te wachten, een stofzuiger in de ene hand en een spons in de andere.

Je kat kijkt toe hoe je in sneltreinvaart tussen de keuken, de woonkamer en je kantoortje heen en weer vliegt. En je voelt dat ze je gedrag hoogst merkwaardig vindt. Ten eerste stoor je haar en ten tweede vraagt ze zich af of je volstrekt waanzinnig bent geworden.

Zoek je persoonlijke afstandsbediening op en druk op de pauzeknop. Er alleen aan denken is niet genoeg. Doe het echt! Adem diep in, en dan langzaam weer uit.

Je zult meteen een intense rust voelen, alsof je net een paar zware koffers hebt neergezet. Er zal een glimlach om je lippen komen en door die ademhaling, met argusogen gevolgd door je kat, word je je bewust van de nutteloosheid van al die drukte waarin je je gestort hebt door aan je werkdag meteen een nieuwe werkdag vast te knopen, voortdurend op de toppen van je zenuwen te leven en hyperactief te zijn.

Maar iemand moet toch opruimen, de was en het huishouden doen, zul je zeggen. Maar kan dat niet ook op het juiste moment, zonder stress en in alle rust?

En als je toch doorgaat met redderen, zul je zien dat je kat bedaard opstaat om een rustiger plekje te zoeken en haar toilet te maken. Ze vertrekt, bijna hoofdschuddend, en lijkt in zichzelf te zeggen: 'Onverbeterlijk! Amper thuis moet er alweer druk gedaan worden! Ik ga het washok kraken, een lekkere stapel truien opzoeken. Daar zal ik wel even rust hebben!'

En voor ze vertrekt richting de stapel kraakhelder wasgoed dat je vervolgens weer zult moeten wassen, schenkt ze je nog een miauw om jou te doen begrijpen: 'Ah! Nu je toch een aanval hebt en per se zo zenuwachtig moet doen, vergeet dan niet om mijn brokjes aan te vullen en mijn kattenbak te verschonen want die zit vol!'

STOP MET DAT ONOPHOUDELIJKE GEJAAG! ZO'N VERSPILLING VAN ENERGIE! LEER OM TE BEDAREN! ;-)

MEDITATIE

'JE HOEFT ALLEEN MAAR IN DE OGEN VAN EEN KAT TE KIJKEN OM WEG TE ZAKKEN IN DE DIEPTE VAN DE RAADSELS DIE ELK VEZELTJE IN HAAR OGEN ONS BRAVE MENSEN OPGEEFT.'

Jacques Laurent

EEN KAT WEET WAT ZE WIL, ZE IS DIRECT

'Een kat is niet van jou, jij bent van haar.'

FRANÇOISE GIROUD

Wanneer ze iets wil, gaat een kat recht op haar doel af en geeft niet op tot ze bereikt heeft wat ze wil. Ze is veeleisend, weet wat ze wil en laat zich niet foppen met een nieuw merk brokjes als ze die niet lekker vindt. Ze zal er niet naar omkijken of zelfs haar bakje omgooien, en jij mag die zak voor altijd in de kast zetten en weer haar vertrouwde merk kopen! Ze weet wat ze wil en windt er geen doekjes om.

Je kunt haar evenmin verplichten om 's avonds binnen te komen als ze lekker buiten is en soms zelfs op een paar passen afstand verscholen ligt in het bloembed.

Niets zal deze jager van haar prooi afleiden als ze die in het vizier heeft! Dat is het grote pluspunt van een kat: ze is koppig, volhardend, weet wat ze wil, altijd. Dan valt er weinig te onderhandelen.

Hoe vaak moeten we onze wensen opzijzetten omwille van de lieve vrede en verzuchten we vervolgens: 'Ik weet niet echt wat ik wil, maar ik weet tenminste wat ik níét wil.'

Ik heb een hekel aan die woorden, waarmee we vaak wat we echt willen op een zijspoor zetten, omdat we menen dat het toch niet haalbaar is of dat we het toch niet kunnen...

'Wat wil ik echt?' Die vraag zou iedereen zichzelf met enige regelmaat moeten stellen. We zijn allemaal veel te geneigd om maar te doen wat onze omgeving 'wil' of verwacht dat we doen. Datgene waarvan we menen dat we ervoor gemaakt zijn... en daarbij maar vergeten welke motieven en verlangens ons werkelijk stimuleren.

'Wat wil ik nou echt?' Een kat weet dat precies en past die kennis op elk moment van de dag toe.

Weten wat je wilt is de eerste stap. De tweede is jezelf er ook de middelen toe te geven, dingen van anderen te vragen, direct te zijn in wat je wilt bereiken.

Zoals het gezegde luidt: 'Je moet het beestje bij de naam noemen.' Draai niet om de hete brij heen, zeg waar het op staat!

Die neiging die we allemaal in meer of mindere mate hebben om via omwegen te zeggen wat we willen of te vragen waarnaar we verlangen, vreet in meer dan één opzicht energie.

Houd het simpel. Wees niet bang om de dingen te benoemen. Snijd onderwerpen direct aan. Vertel de waarheid zonder er doekjes om te winden. En zeg onomwonden wat je verlangt! Wees direct, dat bespaart je veel energie en tijd!

Als een kat weet wat ze wil, maakt ze daar op een indirecte manier aanspraak op door haar houding (terwijl wij nog het geluk hebben er met woorden om te kunnen vragen), maar ze laat het daar niet bij: ze komt in actie!

WEES DIRECT. VRAAG. 'IK WIL, IK KAN, IK DOE!' MOET VOOR JOU, NET ALS VOOR EEN KAT, EEN TWEEDE NATUUR WORDEN, EEN SOORT LEVENSMOTTO.

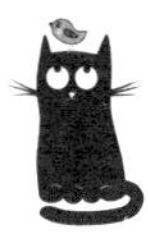

EEN KAT DURFT (ALTIJD!) TE VRAGEN

'Katten lijken het principe te huldigen dat het geen kwaad kan te vragen om wat ze willen.'

JOSEPH WOOD KRUTCH

Zoals we al zagen in het vorige hoofdstuk kunnen we weliswaar onze verlangens duidelijk benoemen en formuleren, maar hebben dan een handvat nodig, een instrument, wat hulp om woorden in daden om te zetten.

Vaak durven we op ons werk niet om hulp te vragen, of wanneer we privéproblemen hebben. Waarom niet? We schamen ons, zijn bang dat de ander zal weigeren te helpen, om onszelf bloot te geven, om te vragen, om te bedelen... En als het gaat om ernstige geldproblemen schamen we ons nog meer. We vragen niet om hulp omdat we er te trots voor zijn, een hoogmoed die ons parten speelt.

Een kat geeft duidelijk aan dat ze honger heeft, dat ze naar buiten wil of geaaid wil worden. Zelfs als je slaapt, geneert ze zich er niet voor om je wakker te maken zodat je in haar directe behoeften kunt voorzien.

Ook in dat opzicht kunnen we van haar leren door de mensen om ons heen om hulp te vragen als we die nodig hebben. En verrassend genoeg zal er altijd iemand blij zijn dat hij je kan helpen... als je er maar om vraagt.

Hoe vaak heb je niet gehoord: 'Had het me maar gezegd! Waarom heb je me er toen niet om gevraagd? Dan had ik je kunnen helpen!'

Vragen, soms is er niet meer nodig om een probleem op te lossen.

Een kat heeft altijd gelijk! Ze durft te vragen.

DURF OM HULP TE VRAGEN! ER ZULLEN ALTIJD MENSEN BLIJ ZIJN DAT ZE JE KUNNEN STEUNEN EN ZO GEEF JIJ METEEN BLIJK VAN JE WAARDERING VOOR HEN!

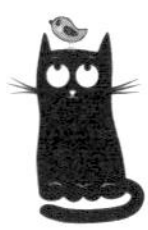

DE DAG VAN EEN KAT

19.30 UUR: ETENSTIJD

Doorgaans zul je wat sneller moeten lunchen omdat je er maar beperkt tijd voor hebt.

's Avonds daarentegen kun je de tijd nemen om te genieten en wat lekkers klaar te maken.

De kat heeft je zover gekregen dat je haar zalmstukjes in gelei hebt geserveerd. Waarom zou jij je dan tevredenstellen met een portie ravioli uit blik, opgewarmd in de magnetron en een restje geraspte kaas erover dat nog in de koelkast stond te verpieteren?

Het is meestal eenvoudiger om met of voor z'n tweeën te koken. Maar probeer ook als je single bent gerechten te vinden die je lekker vindt, alleen voor jou en eenvoudig te bereiden.

En vergeet niet de tafel mooi te dekken. De noedels zo uit het blik eten… Eerlijk. Als er iets het moreel ondermijnt dan is het dat! Verzorg jezelf tot in de puntjes. En zijn jullie met z'n tweeën, schenk dan een glaasje wijn in, vertel over je dag, plaag met een brede grijns de ander dat hij niet genoeg kruiden in het eten deed of de aardappels verkeerd heeft gesneden. Zorg voor gezelligheid, maak grapjes. Het is geen corvee om te koken, maar een leuke voorbereiding op de maaltijd. Als je er zo naar kijkt, wordt je hele avond anders!

EEN KAT IS ALTIJD EERLIJK

'Een kat is door en door eerlijk: mensen verbergen om welke reden dan ook hun gevoelens. Katten niet.'

ERNEST HEMINGWAY

Iedereen vertelt weleens een leugen... en de persoon tegen wie we het meest liegen zijn we zelf. Maar ook al vinden we dat we de waarheid af en toe moeten verdraaien, we hebben er nooit veel plezier van. We doen het met enige gêne en zijn er niet erg trots op...

Een kat zal nooit verhullen hoe ze zich voelt, wat ze wil. Ze is altijd transparant en duidelijk in hoe ze zich gedraagt, in wat ze denkt.

Waarom anders doen? denkt ze misschien. Waarom zou hij zich anders gedragen, in plaats van eerlijk te zijn tegenover anderen en zichzelf? Uiteindelijk is dat de eenvoudigste manier van doen.

Dan hoef je geen spel te spelen, niet te doen alsof, je geen leugentjes te herinneren om jezelf niet tegen te spreken. Je hoeft je verhaal niet vol te houden, geen pose aan te nemen of taken te verrichten omdat je ergens over opgeschept hebt tegenover de mensen om je heen uit angst dat ze je verslijten voor onbetrouwbaar sujet.

Liegen is heel vermoeiend! En vooral om dat ongemerkt te doen! Overigens zal elke leugenaar zich op een dag verraden, want hoe langer hij liegt, hoe moeilijker het wordt om dat vol te houden, want elke leugen vertakt zich en moet met andere leugens gestut worden. Dat maakt de zaak steeds ingewikkelder.

Maak meteen korte metten met leugens en verzinsels. Wees lekker lui: vertel de waarheid! Wees net als een kat eerlijk en transparant. Je zult er zoals we al zagen alleen maar beter, charismatischer en geloofwaardiger door worden.

Wees eerlijk over jezelf, over hoe je bent. Dan zullen anderen vertrouwen in je hebben. Dat is goed voor je gemoedsrust en je gevoel van eigenwaarde.

WEES EERLIJK, JE HEBT ER ALLEEN MAAR BAAT BIJ!

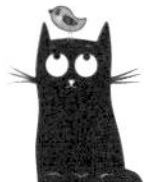

EEN KAT ZWIJGT EN OBSERVEERT

'Als katten konden praten,
zouden ze dat niet eens willen.'
NAN PORTER

In de natuur zal een kat niet miauwen, behalve in de paartijd. En dan maken ze een rauw geluid om rivalen uit de buurt te houden.

Een kitten zal nog mauwen om aandacht te vragen, maar naarmate de maanden vorderen, zal het stiller worden.

Het heldere hoge gemiauw van een volwassen kat is alleen bestemd voor de mens. Ze probeert met ons te praten en natuurlijk begrijpen we er niets van. Daarom zal een kat de meeste tijd zwijgen en zich richten op wat ze denkt, ziet, voelt, zonder vruchteloze gesprekken met andere katten of mensen die er toch niets van begrijpen!

Net als kittens brabbelen en kwebbelen we als kind voortdurend en gaan, naarmate we ouder worden en de taal beter beheersen, meer en meer praten, soms te pas en te onpas.

Een kat is vergeleken met ons veel sneller 'volwassen' en zal anders dan wij snel leren om te zwijgen.

Ze observeert in stilte, ziet alles wat we doen en mist geen enkele verandering in haar omgeving. Toch zal ze er zelden commentaar op leveren.

Onze neiging om over alles iets te zeggen, en dat de hele tijd (en ik weet waarover ik praat, als rasechte kletskous), overschaduwt soms een voorwaarde voor ons welzijn: leren om te zwijgen!

Ik ben een flapuit en weet dat we af en toe de grootste nonsens kunnen vertellen! Soms gaan we zelfs te ver, worden we niet begrepen of hebben we een slecht humeur en zeggen dan dingen die we niet menen. We wilden het niet zeggen, maar het is al te laat. De woorden zijn ongefilterd overgekomen...

Leren om te zwijgen, je impulsiviteit beheersen, voorkomt soms dat je domme dingen zegt. Het betekent dat je gaat nadenken en je gedachten laat meewegen... Het betekent ook luisteren naar wat de anderen zeggen en niet een gesprek domineren. Het betekent dat je jouw mening niet opdringt als de absolute en enige waarheid.

Als je leert te zwijgen, kun je ook beter wat afstand nemen, een beetje je leven voor jezelf houden. Eerlijk zijn is goed, maar altijd en overal tegenover iedereen compleet transparant zijn is misschien niet de beste manier om je te beschermen tegen kwaadwillende mensen.

Zeggen wat je denkt betekent niet je leven op straat

leggen. In een discussie kunnen observeren en luisteren soms overtuigender zijn dan alle argumenten!

LEER OM TE ZWIJGEN, LEER OM NIET MEER ELK MOMENT ALLE AANDACHT TE WILLEN TREKKEN; LUISTER OM MEER TE WETEN TE KOMEN EN HOUD JE MOND OM OP HET JUISTE MOMENT DE JUISTE DINGEN TE KUNNEN ZEGGEN.

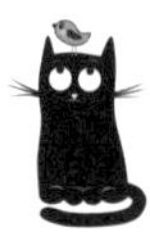

MEDITATIE

'DE MENS IS BESCHAAFD VOORZOVER HIJ DE KAT BEGRIJPT.'

George Bernard Shaw

EEN KAT IS EEN ECHTE VRIEND

'Als je haar genegenheid waard bent, zal een kat je haar vriendschap geven, maar nooit je slaaf worden.'

THÉOPHILE GAUTIER

Als ze je in haar wereldje toelaat, zal een kat je haar vriendschap geven, even trouw als onwankelbaar. En daarom zal ze elke dag voor je zorgen, contact zoeken met zacht gemauw, naar je geklaag luisteren, je geruststellen, je troosten... Ze zal er voor je zijn, op elk moment.

Zijn wij mensen er ook altijd voor een ander, hebben we altijd een luisterend oor voor onze vrienden? Verwaarlozen we niet van tijd tot tijd die banden, zelfs als we ze jarenlang hebben gekoesterd?

We kunnen een voorbeeld nemen aan de trouw, de onzelfzuchtigheid, de tederheid, de vriendschap die onze kat ons schenkt en die een-op-een toepassen op de band met onze vrienden.

Veranderde levensomstandigheden en voorvallen doen ons soms, al dan niet bewust, afstand nemen van de mensen die ons dierbaar zijn.

We weten allemaal wat er gebeurt als we een nieuwe liefde ontmoeten. Dan gaan we als jonge verliefden zo in elkaar op dat we een aantal weken of maanden iedereen om ons heen vergeten. Een situatie die heel begrijpelijk is en die we allemaal kennen. Als de eerste dwaze verliefdheid voorbij is, keert de normale situatie weer terug en knopen we de banden met familie en vrienden weer aan.

Het gebeurt echter ook dat we in deze situatie, al dan niet bewust, besluiten ons leven totaal om te gooien. Opeens zoeken we geen contact meer met de mensen die er jarenlang voor ons waren. We concentreren ons alleen maar op onze nieuwe liefde. Zo'n egoïsme kan onze naasten het gevoel geven dat we ze in de steek laten, verraden.

'Sinds ze met haar vriend is, zie ik haar nooit meer…' Wie heeft dit niet op enig moment in zijn leven gezegd of gehoord?

Wat betreft trouw in vriendschappen kunnen we veel leren van katten, die er zonder toneel of berekening van de eerste tot de laatste dag zijn.

Katten leggen soms meer menselijkheid aan de dag dan wij, in de zin dat wij geneigd zijn ons op te sluiten in ons leventje en vergeten wat anderen ons gegeven hebben, tegen ons gezegd hebben.

Vriendschap is een even sterke, zo niet sterkere band dan liefde, omdat ze vaak duurzamer is.

Vriendschap opofferen voor wat liefde, onder het mom dat we de regels van de maatschappij volgen die van ons verlangen dat we ons op een zekere leeftijd 'settelen', is op zich al een valse keuze, een manier om de schijn op te houden.

Het is ook de beste manier om ervoor te zorgen dat, mocht de liefde ooit overgaan, je vrienden er niet meer zijn om je te steunen.

**ONDERHOUD JE VRIENDSCHAPPEN,
ZE ZIJN JE KOSTBAARSTE BEZIT;
OFFER ZE NOOIT OP, ZOALS EEN KAT
DAT OOK NOOIT ZAL DOEN.**

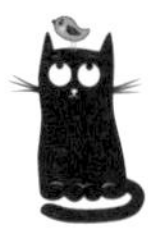

EEN KAT CONCENTREERT ZICH OP WAT WEZENLIJK IS

'Ik houd van katten omdat het hun niet uitmaakt of ze in een salon zitten of door de goot lopen.'

CHATEAUBRIAND

Als ik zie hoe mijn kater zijn toilet maakt en altijd elegant voor de dag komt en tegelijkertijd iets interessants uit de smerigste vuilnisbak kan vissen, kan ik niet anders dan me verwonderen: hij maalt niet om luxe en bezittingen. Zoals hij evenmin maalt om zijn imago.

En een vriendin van me had een prachtige angorakat met groene ogen. Het dier maakte veel zwerftochten door stoffige kelders en kwam dan onder het vuil thuis waar het zich vervolgens ging wassen op de kussens van de bank. Het hield van de straat en van het huis en maalde er niet om of het shabby als een voddenbaal terugkeerde van zijn escapades.

Dat vermogen om even je omgeving te vergeten, je los te maken van je materiële bezit, er geen overdreven belang aan te hechten en je niet meer voortdurend af te vragen hoe je eruitziet, is een voorbeeld dat we vaker zouden moeten volgen. Met wat meer bescheidenheid, waarachtigheid kunnen we weer het essentiële van het oppervlakkige onderscheiden.

Een kat kent geen materialisme of sociale status. Voor haar tellen alleen haar pleziertjes en behoeften! Wat de anderen ervan denken? Hoe ze naar haar kijken, haar beoordelen? Daarover hebben we het al gehad. Ze heeft er maling aan.

Wat zegt een kat als ze iets wil hebben of nieuwe ontdekkingen wil doen? 'Ja, ik ga me vies maken. En wat dan nog? Ik was me erna wel weer! Nu telt dat dikke ding met een lange staart! Ah! Daar! Onder die stoffige wolk pluizen! Go!'

Geniet waar en wanneer je er zin in hebt, zonder je al te druk te maken over de rest.

HECHT NIET TE VEEL BELANG AAN MATERIËLE ZAKEN, WANT ZOALS HET GEZEGDE LUIDT: 'HET BEZIT VAN DE ZAAK IS HET EINDE VAN HET VERMAAK.'

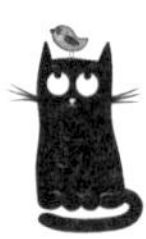

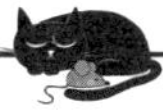

DE DAG VAN EEN KAT

20.30 UUR: ONTSPANNEN AVOND

Kussens, de bank, een kat kan zich er heerlijk neervlijen na een 'zware' dag!

Waarom zit hij nu nog aan zijn bureau als een gek te tikken op zijn toetsenbord? vraagt een kat zich af. Dan komt ze over de toetsen wandelen, kietelt met haar staart onder je neus. En jij moppert, want je moet 'verder', het werk moet af.

Een kat helpt je herinneren dat er voor alles een tijd is, voor het werk, het gezin, je partner, ontspanning en ook voor haar!

Het is 20.30 uur en ze vindt dat het geen tijd meer is om 'door te gaan', maar om 'af te ronden'. Stop!

Meestal luisterde ik niet naar mijn kater, als hij bij me op het bureau kwam liggen na het nodige heen en weer tussen mijn schoot en het toetsenbord en kopjes tegen het beeldscherm. Het was dan 22.00 of 23.00 uur, de letters zwommen voor mijn ogen en ik kwam niet echt veel verder.

Wie had er gelijk? Een ontspannen avondje opgegeven en weinig effectief aan het werk geweest...

Inmiddels houd ik me aan deze regel: uiterlijk 21.00 uur sluit ik mijn computer af. Fijne avond!

EEN KAT BLIJFT ALTIJD NATUURLIJK

'Bij mijn weten is een kat het enige dier waarbij je emoties kunt aflezen aan de stand van de oren, ogen en het zwiepen van de staart.'

ANNE CALIFE

Geen valse voorwendselen, geen toneelstukje, geen pose, een kat speelt nooit een vreemde rol om je te benaderen. Wat ze ook wil, vraagt, ze zal dat altijd doen zoals in haar karakter ligt.

Zoals we al zagen is een kat eerlijk omdat dat het eenvoudigst is. Dus waarom zou ze zich anders voordoen dan ze is? Welk nut zou dat hebben?

En als wij niet eerlijk zijn, vaak uit gebrek aan zelfvertrouwen, welk nut heeft dat dan voor ons? Geen enkel. We houden onszelf en anderen voor de gek. En het ergste is dat we ervan overtuigd zijn dat de rol die we spelen, om met een situatie of bepaalde personen om te gaan, geloofwaardiger is dan hoe we in ons diepste wezen zijn. Hoe dom kun je zijn?

Hoe kan een decor van papier-maché de schoonheid van een echte berg of een ontketende oceaan vervangen?

We houden een leugen op uit angst om niet goed genoeg te zijn. Dat is de zekerste weg om nep te zijn, zonder charme of charisma.

Ons wezen is niet van plastic. Alles wat we zijn is doortrokken van dat wezen. Het maakt ons mooi, aantrekkelijk, geloofwaardig in de ogen van anderen.

Het is het resultaat van wat we zijn zonder omwegen of doen alsof. Als je onder alle omstandigheden jezelf kunt blijven, heb je de beste manier in handen om zowel gewaardeerd te worden als op te vallen! Onderschat jezelf nooit!

BLIJF JEZELF ONDER ALLE OMSTANDIGHEDEN!

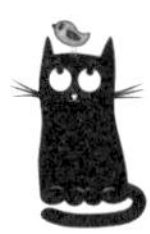

EEN KAT IS BESCHEIDEN EN MILD

'Een kat hoeft niet te leven
volgens de wetten van de leeuw.'
SPINOZA

We leggen allemaal weleens de lat te hoog, zijn te hard voor onszelf, bij vlagen zelfs geneigd tot zelfkastijding.

Het is goed om ambitieus te zijn, het beste van jezelf te geven, maar het is even belangrijk om mild te zijn voor jezelf als het niet lukt.

Als je eerlijk bent geweest en het maximale hebt gedaan voor je werk, een project, kan niemand van je verlangen dat je overal in uitblinkt, op elk moment, en zoveel geeft dat je eraan onderdoor gaat.

Wat leert de kat ons in dit opzicht? Spinoza vat het helemaal samen in zijn citaat. De kat, ook al is ze net als een leeuw een katachtige, wringt zich niet de hele dag in allerlei bochten om net zo sterk en net zo snel te zijn als de leeuw! Ze is misschien niet de baas over alle katten uit de buurt. En wat dan nog? Weerhoudt dat haar ervan om volop te leven? Om gelukkig te zijn?

Verdoet ze haar tijd om een onbereikbare plek of status te krijgen? En neemt ze het zichzelf kwalijk dat dat niet lukt?

Een beetje bescheidenheid, aanvaarding zal ons niet beletten om trots te zijn op wie we zijn en wat we doen. Moet je geen noot meer zingen omdat je geen Freddie Mercury bent? Moet je geen streek meer schilderen omdat je geen Cézanne bent? Ben je daarom minder? Of alleen anders?

Doe het beste met de middelen die je hebt en blijf je ontwikkelen. Ook al weet een kat dat ze nooit een leeuw zal zijn, weerhoudt dat haar er niet van om te springen, te rennen, te jagen en, zo niet de koning der dieren, dan toch de koning van jouw bank te zijn.

WEES BESCHEIDEN IN WAT JE DOET, WEES MILD VOOR JEZELF IN WAT JE DOET, MAAR DOE!

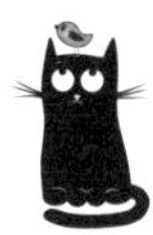

'Ook al vinden sommigen van jullie het fijn om samen met ons te slapen, als het bedtijd is zetten jullie ons de slaapkamer uit! Natuurlijk zijn we als jonge katjes wel druk en omdat we 's nachts niet veel slapen, willen we spelen op bed. Maar goed, na een paar jaar worden we rustiger. Dus gooi die deur open en laat ons op het voeteneind dutten. Want als we op je bed springen, boven op de warme kussens en het dekbed, dan is dat om jullie te beschermen. Wie waakt er 's nachts zodat de boze geesten je slaap niet komen verstoren? Wie houdt er in het donker de wacht op de vensterbank zodat er geen kwade zielen het huis binnendringen? Ook dat is onze taak. We slapen bij jullie om jullie beter te beschermen. En of je dat nu gelooft of niet, zelfs al komt je dat nogal mystiek voor, denk er eens over na!'

Ziggy

EEN KAT KAN ZICH MET ALLES VERMAKEN!

'Als ik met mijn kat speel, weet ik niet of zij meer lol heeft om mij dan ik om haar.'
MICHEL DE MONTAIGNE

Wie door schade en schande wijs wordt, vraagt zich weleens af of we het leven wel serieus kunnen nemen. Om de soms wat duistere aspecten te tackelen of om een situatie domweg vanuit een andere hoek te benaderen (het glas halfleeg of halfvol?) moet je je kunnen vermaken.

Om gelukkig te zijn moet je je kunnen vermaken. Mensen die te serieus zijn, gevangenzitten in verheven bespiegelingen, merken soms dat ze niet meer kunnen spelen, geen plezier meer kunnen maken, niet meer kunnen lachen, bijna niet meer in staat zijn te glimlachen.

Spelen hoort tot de belangrijkste bezigheden van een kat. Ook jagen is voor haar deels een spel, soms wreed als je haar urenlang ziet jongleren met een muis, zij hem een paar centimeter laat ontsnappen om er dan weer haar poot op te zetten. Spelen zit in haar natuur en in de onze. Mensen hebben duizenden manieren bedacht om te lachen en zich te vermaken!

Kunnen lachen, om alles, jezelf niet al te serieus nemen, van je voetstuk af stappen en niet zeggen: 'In mijn positie kan ik me dat niet permitteren...'

Ons sociale imago, het beeld dat we van onszelf hebben, aangeleerde poses, 'doen alsof' omdat we dat zo gezien hebben... Uiteindelijk belet dat alles ons om ons te vermaken, te lachen, en leren we dat vermogen soms zelfs af.

HAVE FUN! MET ALLES!
LACH OM JEZELF! ALTIJD!

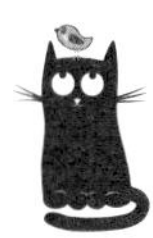

EEN KAT IS MOOI... EN DAT WEET ZE!

'Er zijn schoonheden die niet in woorden te beschrijven zijn en katten behoren tot die orde.'
LOUIS NUCÉRA

Katten zijn mooi, allemaal, hoe vreemd dat ook klinkt. Maar zelden kom je een lelijke kat tegen, tenzij ze niet verzorgd wordt, oud of ziek is. Maar een kat is per definitie mooi van de geboorte tot haar dood en vertoont amper de tand des tijds. Een rimpelige kat? Een kale kat? Waarom takelen mensen wel zo sterk af?

Zijn we wel zo 'superieur'?

Een kat is mooi, maar lijkt daar geen enkel belang aan te hechten. Of misschien is dat constante zelfvertrouwen juist wel gebaseerd op dat feit: ze is mooi en is zich er misschien van bewust.

Toch heeft ze waarschijnlijk geen enkel beeld van haar eigen schoonheid, en dat maakt haar leven een stuk lichter!

Voor ons, zwakke mensen, is schoonheid een onmisbaar element om gelukkig te zijn, voor ons zelfvertrouwen, wat we soms bagatelliseren door te zeggen: 'Alleen innerlijke schoonheid telt!' Dat is niet waar, niet de hele waarheid en dat weten we best.

De natuur zit zo in elkaar dat we niet allemaal gelijk zijn inzake schoonheid, die aangeboren gratie die sommigen met de geboorte meekrijgen. Maar niettemin zit er een flinke marge tussen een toonbeeld van schoonheid en pure afzichtelijkheid!

Die marge moeten we gebruiken om lekkerder in ons vel te komen, door aan onze houding te werken, ons goed te kleden. Het doel is niet om te lijken op wat we zouden moeten zijn in de ogen van anderen, zoals al eerder vermeld, maar om je goed je voelen met wie je bent, om goed in je vel te zitten.

Uiteindelijk hoef je maar één schoonheidsregeltje te volgen, is er maar één onpartijdig oordeel dat telt. Het jouwe (als je tenminste eerlijk bent tegen jezelf). Jouw beeld in de spiegel! Meer niet!

Als je jezelf mooi vindt in de spiegel, oprecht blij bent met wie je bent, zul je alleen maar meer charisma, uitstraling krijgen en verleidelijker worden.

Het is belangrijk, zelfs essentieel dat je jezelf mooi vindt! Maar niet volgens willekeurige criteria. Als je wilt lijken op een covermodel, en aan die eisen wilt voldoen (bonenstaken met anorexia, bah!) zal dat vooral zijn omdat je niet op jezelf wilt lijken, je jezelf niet aanvaardt, niet van jezelf houdt. Maar wie zal dan wel van je houden in die maskerade van namaakmensen?

JE BENT MOOI OM WIE JE BENT,
OM WAT JE KUNT ONTWIKKELEN,
NIET OMDAT JE VOLDOET AAN DE
REGELS, DE VERPLICHTINGEN.
CHARME... DAAR DRAAIT HET OM.

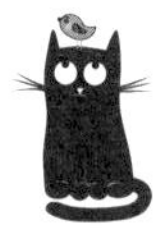

DE DAG VAN EEN KAT

23.00 UUR: IN DROMENLAND

Het was een lange, misschien vermoeiende dag. Tijd om schaapjes te tellen... Wat is er dan heerlijker dan dat dikke zachte dons om alle fysieke en mentale vermoeienissen weg te nemen. Maar wie komt daar aan? De kat. Om bij jou te slapen!

Zoals we al zagen bij 'Kattengeheim' moet je bedenken dat ze zich misschien niet voor niets tegen je aan wil vlijen of op je buik wil slapen.

Heb je al eens gehoord van spintherapie? Of de weldaad ervaren van een kat die zich instinctief boven op je vermoeide of zieke organen nestelt? Regelmatig verschijnen er studies over de helende kwaliteiten van katten. Waarom maak je daar geen gebruik van door samen met haar te slapen? Zij wil niets liever.

Bovendien zul je haar 's morgens vaak verderop op het bed vinden, waar ze rust heeft, alleen om dicht bij jou aan het voeteneinde te slapen.

Ten slotte, ook al hebben we veel te leren van katten, we komen in ieder geval op één punt geheel met ze overeen, of je nu een man of een vrouw bent: 'Onze dromen zijn een afspiegeling van onze begeerte.'

Welterusten!

EEN KAT VOELT ZICH IN ELKE SITUATIE OP HAAR GEMAK

'Een kat is tevreden dat ze er is, er zijn is het werkwoord dat het best bij haar past.'
LOUIS NUCÉRA

In ons leven zijn er genoeg momenten dat we ons niet op ons gemak voelen. Zelfs als we mettertijd meer zelfvertrouwen krijgen en lastige situaties gemakkelijker kunnen oplossen.

Je niet op je gemak voelen, komt er vaak op neer dat je jezelf niet goed genoeg voelt, maar ten opzichte van wie? Van wat? De anderen, maar ook van het beeld dat je zelf wilt uitstralen.

Zag je ooit een kat die zich niet op haar gemak voelde? Nooit! Dat gevoel is zo menselijk dat we er zelden aan denken dat ook aan een kat toe te schrijven.

Nee, een kat zal zich niet slecht op haar gemak voelen in de zin die wij aan dat gevoel geven. Want zoals we al eerder zagen in dit boek, hoeft ze geen imago in stand te houden: *ze is* wat ze is. En daarom is ze echt in haar gedrag. Ze zal zich nooit verlagen tot een leugentje over hoe ze is of wat ze kan, dat haar in bepaalde situaties in een netelige positie kan brengen.

Vooral het beeld dat we zelf nogal kunstmatig van onszelf hebben gecreëerd zorgt ervoor dat we ons soms niet op ons gemak voelen.

We zijn bang elk moment te kunnen worden 'ontmaskerd' of niet te kunnen voldoen aan wat we hebben verteld, geclaimd en wat deel uitmaakt van het beeld dat anderen van ons hebben.

We voelen ons niet op ons gemak als we met de rug tegen de muur staan, gevangen tussen wat we hebben gepretendeerd en wat we hebben gedaan of wie we zijn. Hoe groter de leugens, hoe meer discrepantie tussen beide en hoe ongemakkelijker we ons voelen. Dat is de gemoedstoestand waarin de grootste fantasten zich bevinden als we ze op een dag doorzien.

We zijn ook niet op ons gemak als we ons niet goed genoeg voelen. Dat heeft vooral te maken met zelfvertrouwen, maar zoals we al zagen, kun je zelfverzekerdheid, het geloof in jezelf ontwikkelen als het niet aangeboren is. En een kat kan als voorbeeld dienen, als hulp in die ontwikkeling.

Om je in elke situatie op je gemak te voelen, moet je even eerlijk zijn tegenover jezelf als tegenover anderen, niet te veel hechten aan hoe je op anderen overkomt, want zolang je handelt volgens de regels van de kat, kan het alleen maar positief uitpakken.

ALTIJD OP JE GEMAK ZIJN? NIET ZO EENVOUDIG! MAAR KATTASTISCH ALS HET LUKT!

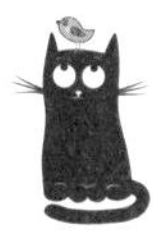

EEN KAT BEZIT EMPATHIE

'Het enige wezen dat me begrijpt
op deze aarde, is mijn kat.'
DIANE GONTIER

Alle kattenbezitters weten het: het dier schenkt je altijd een luisterend oor. Kunnen wij mensen zo altruïstisch zijn? Zo goed luisteren? Zoveel empathie opbrengen voor anderen als zij, als ze naar ons kijkt?

Op dat gebied kunnen we niet aan katten tippen. Want hoe groot onze bereidheid daartoe ook is, we vinden het soms moeilijk om naar de problemen van een ander te luisteren, omdat we zelf ook problemen hebben of omdat we ons niet goed in die persoon kunnen verplaatsen.

Een kat bezit de kracht, de welwillendheid, het inlevingsvermogen, ook al kan ze niet praten, om ons door haar houding te beschermen en kalmeren als we ons niet goed voelen.

Een kat lijkt onze problemen nog beter te begrijpen dan een psychiater die stilzwijgend naar ons luistert. Met haar blik lijkt ze ons in te willen prenten: 'Het gaat voorbij.' En tegelijkertijd vervult ze onze behoefte aan genegenheid.

Empathie, een luisterend oor, op dat gebied kunnen we alles leren van de kat, gefixeerd als we zijn op ons eigen wereldje en amper bereid om iemand de hand te reiken of een luisterend oor te bieden.

Als we luisteren, geven we evenveel als we krijgen, soms zelfs zonder dat we ons ervan bewust zijn.

JE MOET KUNNEN LUISTEREN OM GEHOORD TE WORDEN EN KUNNEN GEVEN OM TE ONTVANGEN.

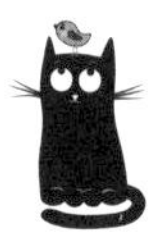

MEDITATIE

'EEN KAT DOET HAAR OGEN OPEN, HET ZONLICHT SCHIJNT ERIN. DE KAT SLUIT HAAR OGEN, HET ZONLICHT BLIJFT ERIN. DAAROM ZIE IK 'S AVONDS ALS DE KAT WAKKER WORDT TWEE STUKJES ZON IN HET DONKER.'

Maurice Carême

DUS: KAT OF PASJA?

Leven als een kat!

De meeste mensen die een kat hebben zouden ook graag zo leven, zich willen openstellen voor geluk. In hun dromen gedragen ze zich als katten, volgen ze dezelfde filosofie in hun eigen dagelijks leven.

Ze zouden haar houding willen aannemen en net als een kat alleen dát willen doen waarvan ze sereen, gelukkig, vrolijk en blij worden. En ze zouden alles uit hun leven willen bannen dat op hen drukt, zonder erover na te denken… Kortom: een droom.

Maar wel een droom die binnen ons bereik ligt, mits we de tijd nemen ons net zo te gedragen als een kat wat betreft onze eigenwaarde, onze relatie met anderen, ons vermogen om het wezenlijke van het futiele te onderscheiden.

Een kat weet van nature hoe ze volop van het leven kan genieten, en van die kennis kunnen wij nog veel leren. Die kennis kunnen we niet uit filosofische verhandelingen halen, de kat reikt ons haar aan door er simpelweg te zijn.

Elke dag geïnspireerd zijn, of het nu gaat om het onderhouden van contacten, het kanaliseren van stress, alles los kunnen laten of weer zelfvertrouwen krijgen…

Al die thema's zijn behandeld in de veertig belangrijkste eigenschappen van de kat.

En er zijn evenveel oplossingen gegeven om je weer greep te geven op het leven als dat je door de vingers glipt.

Misschien heb je je verbaasd, als je zelf geen kat hebt, dat het harige beestje met zoveel talent, kracht, wijsheid en gemak het dagelijks leven aanpakt. Misschien heb je zelfs zin gekregen om een kattenmaatje te gaan zoeken. Ik hoop het van harte, want je zult nooit spijt krijgen van de band en de uitwisseling die er tussen jullie zal ontstaan.

En doe voortaan net als zij: neem je eigen welzijn en plezier als leidraad in je leven!

Dus: kat of pasja?

'Allebei!' antwoordt de kat.

MEDITATIE

‘ALS IK ZIE HOE INTELLIGENT DIE KAT IS, DENK IK OPNIEUW BEDROEFD AAN DE GRENZEN VAN ONZE KENNIS. WIE WEET HOE VER HET INTELLECT VAN DEZE DIEREN REIKT?’

Ernst Theodor Amadeus Hoffmann

EEN KAT HEEFT ALTIJD HET LAATSTE WOORD

'Soms niet erg slim dat baasje van me, soms zelfs een enorme oen! Ik word daar moe van! Maar ik houd wel van hem. We leven nu bijna twaalf jaar samen. We zijn er nog niet, maar we hebben wel progressie gemaakt! Ik hoop dat de tips die hij met jullie heeft gedeeld je zullen helpen je dagelijks leven fijner in te richten, en vooral gelukkig te zijn! Ik had hem veel meer geheimen willen vertellen om ze aan jullie door te geven, maar zijn ogen zien niet altijd alles en zijn oren lijken totaal niet te werken. Toch ligt alles voor het oprapen, voor ons, voor jullie. Het verschil tussen jullie mensen en ons katten, is dat wij alles zien. Al in het oude Egypte en zelfs eerder hebben we ons aan de zijde van de mens geschaard om hem te helpen. We zijn vereerd vanwege onze wijsheid, wat helaas tegenwoordig in vergetelheid is geraakt. Ik hoop dat dit boek jullie zal helpen om de dingen elke dag een beetje helderder te zien. Ik wens jullie, lieve mensen, het beste en nog meer in jullie leven in onze nabijheid.'

Ziggy

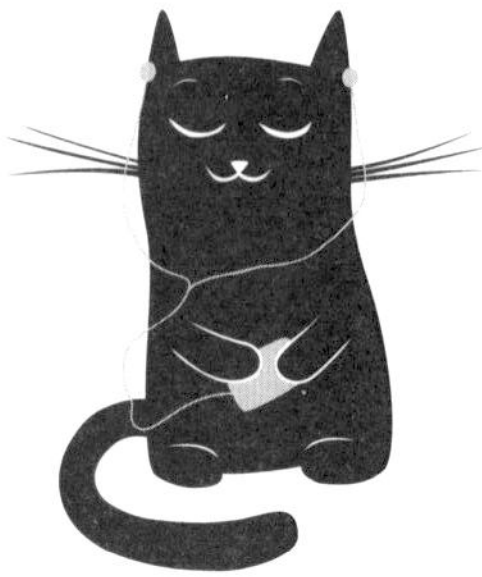

TEST

MEET JE KATTENQUOTIËNT (KQ)

Om te weten in hoeverre je leeft als een kat (KQ = kattenquotiënt), zet je (heel eerlijk) een cirkel om het niveau dat je denkt te hebben (van 1 (laag) tot 5 (hoog)).

❶

In hoeverre voel je je over het geheel genomen vrij in je leven?

KQ: 1 2 3 4 5

❷

Denk je dat je veel charisma hebt?

KQ: 1 2 3 4 5

❸

Ben je vrij kalm? (Of vaak op van de zenuwen?)

KQ: 1 2 3 4 5

❹

Kom je tot je recht in gezelschap van dierbaren, in een groep?

KQ: 1 2 3 4 5

❺

Zie je jezelf als een wijs persoon, die afstand kan nemen?

KQ: 1 2 3 4 5

6

Kun je aan jezelf denken? Goed voor jezelf zorgen?
KQ: 1 2 3 4 5

7

Aanvaard je jezelf zoals je bent, met je goede en slechte kanten? Of algemener, ben je blij met jezelf?
KQ: 1 2 3 4 5

8

Ben je trots op jezelf, heb je een hoge eigenwaarde?
KQ: 1 2 3 4 5

9

Denk je dat je vaak in het middelpunt van alle aandacht staat?
KQ: 1 2 3 4 5

10

In hoeverre heb je maling aan het oordeel van anderen?
KQ: 1 2 3 4 5

11

Ben je nieuwsgierig?
KQ: 1 2 3 4 5

12

Ben je onafhankelijk?
KQ: 1 2 3 4 5

13

Heb je zelfvertrouwen?
KQ: 1 2 3 4 5

14

Kun je delegeren?
KQ: 1 2 3 4 5

15

Kun je de tijd nemen om te leven en volop van dat leven te genieten?
KQ: 1 2 3 4 5

16

Pas je je gemakkelijk aan bij veranderingen?
KQ: 1 2 3 4 5

17

Zoek je vaak de rust op?
KQ: 1 2 3 4 5

18

Vind je dat je in grote lijnen je eigen kennissenkring hebt gekozen? (of is die jou opgelegd?)
KQ: 1 2 3 4 5

19

Kun je goed even rust pakken? (Of vind je dat zonde van de tijd?)
KQ: 1 2 3 4 5

20

Kun je ‘nee’ zeggen?
KQ: 1 2 3 4 5

21

Vermijd je regelmatig conflicten?
KQ: 1 2 3 4 5

22

Ben je erg gehecht aan de plek waar je woont?
KQ: 1 2 3 4 5

23

Vertrouw je de mensen om je heen volledig?

KQ: 1 2 3 4 5

24

Heb je een leidersmentaliteit?

KQ: 1 2 3 4 5

25

Ben je een doorzetter ? Koppig? Volhardend?

KQ: 1 2 3 4 5

26

Ben je doorgaans voorzichtig?

KQ: 1 2 3 4 5

27

Hoe groot is je behoefte aan permanente liefde?

KQ: 1 2 3 4 5

28

Vind je jezelf bedaard?

KQ: 1 2 3 4 5

29

Weet je meestal zeker wat je wilt?
KQ: 1 2 3 4 5

30

Durf je regelmatig anderen om hulp te vragen?
KQ: 1 2 3 4 5

31

Zie je jezelf in het algemeen als een eerlijk persoon?
KQ: 1 2 3 4 5

32

Heb je de neiging om je mond te houden en te observeren?
KQ: 1 2 3 4 5

33

Ben je een trouwe vriend?
KQ: 1 2 3 4 5

34

Heb je je helemaal losgemaakt van je imago? Van je aardse bezittingen?
KQ: 1 2 3 4 5

35

Vind je jezelf spontaan, natuurlijk?

KQ: 1 2 3 4 5

36

Laat je ook bescheidenheid zien?

KQ: 1 2 3 4 5

37

Kun je je met de kleinste dingen vermaken?

KQ: 1 2 3 4 5

38

Vind je jezelf mooi als je in de spiegel kijkt?

KQ: 1 2 3 4 5

39

Voel je je in elke situatie op je gemak?

KQ: 1 2 3 4 5

40

Kun je goed luisteren? Je in anderen verplaatsen?

KQ: 1 2 3 4 5

TEL JE ANTWOORDEN

Hoe vaak heb je 1 en 2 omcirkeld:

Hoe vaak 3:

Hoe vaak 4 en 5:

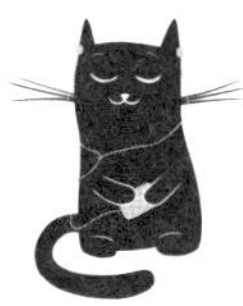

RESULTAAT VAN DE KATTENQUOTIËNTTEST

Denken en doen als een kat, een heilige graal voor een gelukkig leven! Sommigen moeten er echter wat meer aan werken dan anderen.

Neem je resultaten van de test erbij:

- Heb je bij de meeste vragen 1 en 2 omcirkeld? Neem dan zo snel mogelijk een kat! Volg haar op de voet, want ze kan je heel wat leren met haar gedrag, haar levensfilosofie, zodat je leven er beter van wordt.
- Heb je vooral de 3 omcirkeld? Dan ben je als een kitten. Er is nog werk aan de winkel, maar je bent op de goede weg!
- Heb je vooral de 4 en de 5 omcirkeld? Gefeliciteerd. Je bent een echte kat!

Lees nu nog een keer de testvragen een voor een door en met name die waarop je 1, 2 of 3 hebt geantwoord. Misschien kun je er meer aandacht aan besteden, zodat je met de hulp van de kat aan je neigingen, je gebreken kunt werken.

In dit boek hebben we de nodige eigenschappen, talenten en capaciteiten behandeld die een kat van nature bezit en die jij alleen nog maar geleidelijk in je leven hoeft over te nemen om sereen te leven!

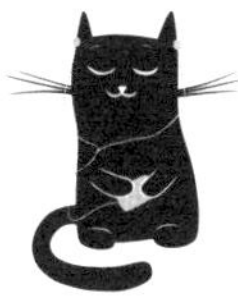

MEDITATIE

‘AANGEZIEN WE MAAR ÉÉN KEER LEVEN, WAAROM ZOUDEN WE DAT LEVEN NIET DELEN MET EEN KAT?’

ROBERT STEARNS